Die Überheldin in dir

Anleitung für dein Durchhaltevermögen

Petra Vollmer

Gewidmet meiner lieben Familie,
meinen treuen Freund*innen
und vielen Helferlein.

Schön, dass es euch gibt!

*****

Inhalt

Für dich.

ZUR EINSTIMMUNG

Ich weiß, dass es da draußen jede Menge Überheldinnen im Alltag gibt, die in ihren Vielfach-Rollen täglich Übermenschliches leisten. Wir Frauen können doch einiges wegstecken und halten so manchem Leidensdruck stand: Stress durch Mehrfachbelastungen, mangelnde Zeit für sich und zur Selbstverwirklichung, Perfektionismus, Druck von außen – wer kennt es nicht.

Alles gut, solange Frau funktioniert und das Hamsterrad mit Job, Karriere, Partnerschaft, Familie, sozialem Umfeld und Freizeitaktivitäten rund läuft. Was ist schon Prävention und Achtsamkeit, die dabei einfach zur Seite geschoben werden und die Gesundheit wird für selbstverständlich erachtet. Da werden schon die grünen Smoothies, die von anderen auch mal belächelt werden und das wöchentliche Sportprogramm helfen und gut ist.

Aber was ist, wenn wir Powerfrauen auf einmal durch eine überraschende Diagnose scheinbar aus der Kurve geschleudert werden, ob du es willst oder nicht, ob du damit rechnest oder nicht. Und los geht die Odyssee im Selbsthilfe- aber auch Selbstfindungskosmos.

Deshalb habe ich dieses Buch verfasst. Mein Erfolgsrezept als Kompass und Anleitung für dich. Geballte Erfahrung, kein trockenes Fachbuch, vielmehr ein Mutmacher geschrieben aus dem Blickwinkel einer Mentaltrainerin, Business & Life Coach sowie Sportmentalcoach, die selbst zur Steh-auf-Queen wurde. Gepaart mit meiner persönlichen Geschichte und Humor. Von Frau zu Frau.

Viele Tipps, Übungen, dein Sport- und Naturprogramm, das dich ins Tun bringt, Impulse für Mentale Stärke und Motivation für ein Umdenken, die Kehrtwende. Es ist ein handfester Rat- und Mutgeber, erfrischend anders. Für Frauen in Umbruch- und Krisensituationen im Leben oder mit derselben Diagnose Mammakarzinom. Für Frauen, die zu begeistern sind und sich aus der Reserve locken lassen, um das Beste aus ihnen und der Situation herauszuholen.

Komm mit auf die Reise, ein Check-in ins zweite Leben. Worauf noch warten?

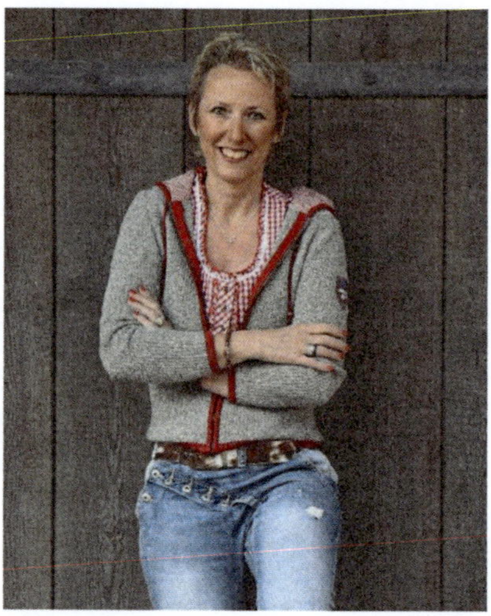

Deine

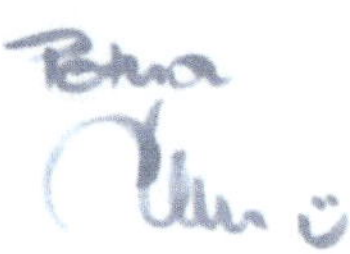

KAPITEL 1: DIE ÜBERMENSCHLICHE ALLTAGS-HELDIN

Vollgas-Lady im Hamsterrad

Eine Powerfrau wie du und ich. Lebensfroh, engagiert, sportlich, ernährungs- und gesundheitsbewusst. Wir powern uns für die Familie, den Job oder die Karriere ordentlich aus, mögen sportliche Herausforderungen, lieben la Dolce Vita, pflegen unsere Freundschaften, gönnen uns zwischendurch auch mal was Schönes und funktionieren Tag aus Tag ein in unserem Hamsterrad. Stets auf Vollgas, von Abbremsen und Ausruhen keine Spur.

Wir stehen mitten im Leben, sind voll in der Blüte, flott, attraktiv und reifer als je zuvor, stehen mit beiden Beinen fest im Leben – uns macht keiner mehr ein X für ein U vor und beweisen müssen wir uns und anderen schon längst nichts mehr. Wir wissen, was wir schon alles im Leben erreicht haben, können stolz darauf sein und uns auch mal selbst auf die Schulter klopfen. Doch was machen wir? Weiter und weiter, wir packen und bürden uns noch mehr auf.

Es muss nicht gleich ein Hilfsprojekt mit Spendenaktion sein, wie meine initiierte Philippinen-Hilfe vor ein paar Jahren oder gar Vermittlerin zwischen Uschi, einer Kamelzüchterin in Dubai, mehreren offiziellen Stellen und Ämtern in Deutschland und Brüssel und einer Kamelfarm im Schwarzwald, die nach einem verheerenden Brand wiederaufgebaut und mit Kamelen bestückt werden sollte.

Wir Überheldinnen haben oft nicht nur eine Doppelbelastung, sondern Vielfach-Rollen, meinen alles selber machen zu müssen und können oft auch nicht Nein sagen. Immer dabei sein, wenn das nächste Event ansteht, das darf dann schon auch mal der eine oder andere Radmarathon sein. Hat Frau im Job und zuhause nicht schon ein ordentliches Paket zu tragen, oder ist der Rucksack einfach noch nicht schwer genug? Da ist das tägliche Pendeln zur Arbeit mit einer einfachen Wegstrecke von einer Stunde mit Auto und Bahn selbstverständlich, tagsüber wird ordentlich gepowert und noch mehr und mehr draufgeladen und abends schnell nach Hause, der Kurs im Fitnessstudio wartet schließlich nicht auf mich.

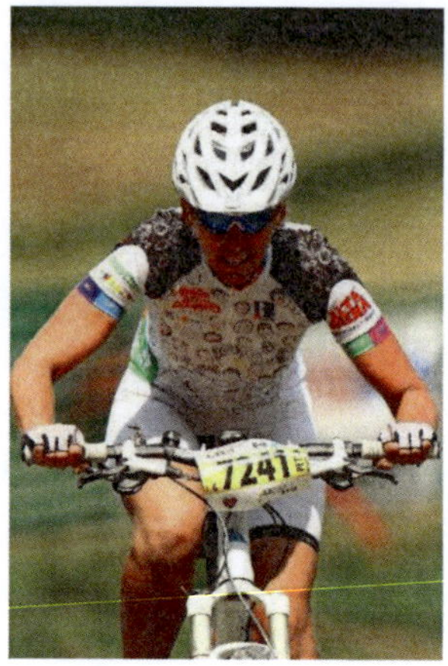

Im Job lauert das eine oder andere Haifisch-Becken, in dem wir Frauen nicht nur auf der Karriereleiter immer öfters schwimmen und uns das Leben noch zusätzlich schwer macht. Reicht nicht schon, dass wir immer einen Tick besser sein sollen oder wollen, als unsere männlichen Kollegen? Selbstverständlich sagen wir auch nicht gerne Nein, wenn uns noch ein Projekt, ein weiterer Fall im Office zugeteilt wird.

Vollgas-Lady, hallo! Läuft da etwas aus dem Ruder?

Immer mehr, höher, schneller, weiter

Wie war das mit unserem Päckchen oder Paket, das wir tragen müssen? Wie schwer darf es noch sein oder werden? Nicht schon genug, dass wir im Berufsalltag funktionieren müssen wie eine Dampfmaschine, nein, die Zielvorgaben werden immer absurder und der oft hausgemachte Druck in den Büros und aus den Chefetagen lässt nur noch eine flache Atmung zu, wenn nicht gar kurz vor der Schnappatmung.

Schauen wir dann noch gebannt auf unsere ach so knappe Freizeit, in die wir noch so viel wie möglich an Aktivitäten, die uns Spaß machen und uns Lebensfreude bereiten, unterbringen möchten. Manchmal denkst du, *hmm* wieso hat der Tag nur 24 Stunden? Aber es bleibt ja noch das Wochenende, zum Glück. Husch, husch auf den Samstags-Wochenmarkt und wehe es verstrickt dich dort jemand in ein langes Gespräch, die Zeit drängt nämlich, das Rennrad zuhause wartet schon auf die anstehende Ausfahrt.

Dann am besten noch die Rad- oder Laufeinheit auf den unterschiedlichsten Live-Tracking Möglichkeiten aufzeichnen, was zur Motivation bombig ist, außer Frage. Aber auch hierbei setzen wir uns Überheldinnen nur unter Druck, den ein oder anderen Streckenrekord gilt es schließlich zu knacken. Sehen es doch nachher alle meine Follower in Facebook oder Instagram, klasse und dann unterwegs noch ein geniales Fotoshooting eingebaut, ein paar Selfies müssen es schon sein. Der Post in den Sozialen Medien bekommt so viel mehr Likes, auf die wir doch alle so stolz sind?!

Dann sind da noch die Nebenjobs und Ehrenämter, die wir uns oft zusätzlich in unseren Rucksack packen. Holdrio, jetzt ist aber mal gut! Denn zuhause wartet schließlich noch unser eigenes kleines oder größeres Wirtschaftsunternehmen sprich Partner, Kinder, Familie, Garten, Hund und Katze, die es zu organisieren und managen gilt. Ich brauche hier keiner unserer Überheldinnen ausführen, was dies zusätzlich bedeutet. Kommt dann noch eine Prise Perfektionismus dazu, wird unser Hamsterrad permanent im großen Gang getreten und unsere Kette steht unter Dauerspannung.

Und wo bleibst du?

...auf der Strecke? Irgendwie schon, wenn du nicht rechtzeitig die Reißleine für dich ziehst, bevor sie dir gezogen wird. Wie auch immer. Zeit für Erholung – wir Sportler nennen es Superkompensation, gibt es im Geschäfts- und Privatleben so gut wie nicht. Wir müssen eben funktionieren, die Dampfmaschine muss laufen und dies unter Hochdruck. Da genügen auch nicht die paar Tage Urlaub im Jahr, die sowieso vollgespickt sind mit Aktivitäten, Reisen, aufgeschobenen Arbeiten zuhause und, und, und.

Schnell kaufst du dir beim Vorbeigehen am Kiosk das neueste Frauenmagazin mit dem Leitartikel über Achtsamkeit, türmst zuhause weitere Bücher aus dem Bereich Lebenshilfe, Gesundheit, Fitness, Zeitmanagement. Neben dem Bücherregal steht mein dekorativer Korb auf dem Boden, gefüllt mit Yogakissen, -matte und -blöcken. Ach liebt mein spanischer Kater Jerry mein wunderschönes Mondkissen und beschlagnahmt meinen Yoga-Korb für sich, wenigstens einer der ihn nutzt. Jetzt zumindest noch.

> *Das Leben besteht nicht daraus gute Karten zu haben, sondern mit denen die man hat, gut zu spielen.*
>
> *Josh Billings*

Und von einem Tag auf den anderen bläst dir auf einmal ein Gegenwind, ohne Wettervorhersage, ins Gesicht. Ob du willst oder nicht. Bei jeder 7. Frau wird derzeit ein Mammakarzinom diagnostiziert. Das Tohuwabohu und die Odyssee im Selbsthilfekosmos beginnen. Voller Terminkalender und wichtige Vertragsabschlüsse im Job lösen sich auf einmal in Wohlgefallen auf. Die Uhren scheinen plötzlich anders zu laufen. Die Reißleine wurde für mich gezogen. Einsicht und Kehrtwendung beginnen. Schongang statt Turbo.

ÜBUNG: LEBENSRAD

Betrachte von Zeit zu Zeit deine einzelnen Lebensbereiche und verschaffe dir Klarheit darüber, wie gut sie sich für dich anfühlen. Mit Hilfe des Lebensrads kannst du dir vor Augen führen, ob dein momentan persönlicher Zustand für dich rund läuft, wie zufrieden du bist oder auf welcher Holperfahrt du dich gerade befindest.

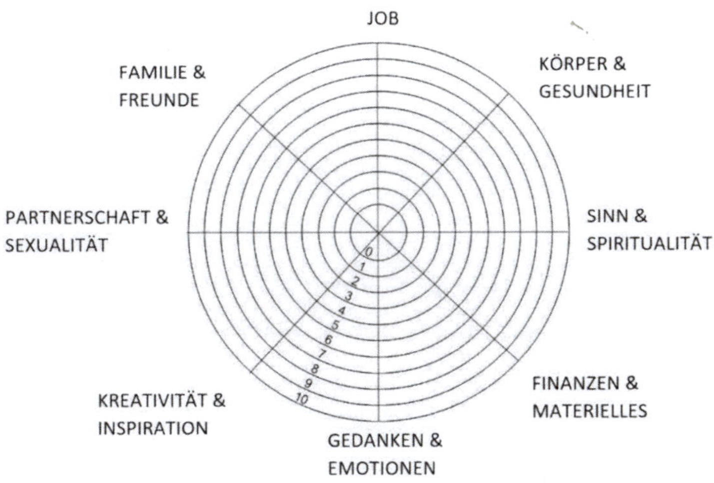

VORGEHENSWEISE:

1. Gehe jeden Bereich einzeln durch und analysiere respektvoll das Abbild deiner Gedanken und Prioritäten. Stell dir dabei auch die Frage: Wer fährt den Bus? Wer hat die Zügel in den einzelnen Bereichen in der Hand?

2. Messe deine jeweilige Zufriedenheit mit einer Skala von 1 bis 10 (Note: 1 = nicht gut | 10 = sehr gut). Die jeweilige Note markierst du auf der dazugehörenden Achse mit einem Punkt.

3. Zum Schluss verbindest du mit Linien jeden markierten Punkt und sehr schnell siehst du, in welchen Bereichen deines Lebens es gerade nicht stimmig ist für dich und du dich unwohl oder nicht glücklich und zufrieden fühlst. Notiere das aktuelle Datum und wiederhole die Übung in 3 Monaten erneut und vergleiche das Ergebnis.

Übungen und Tipps 1: Lebensrad

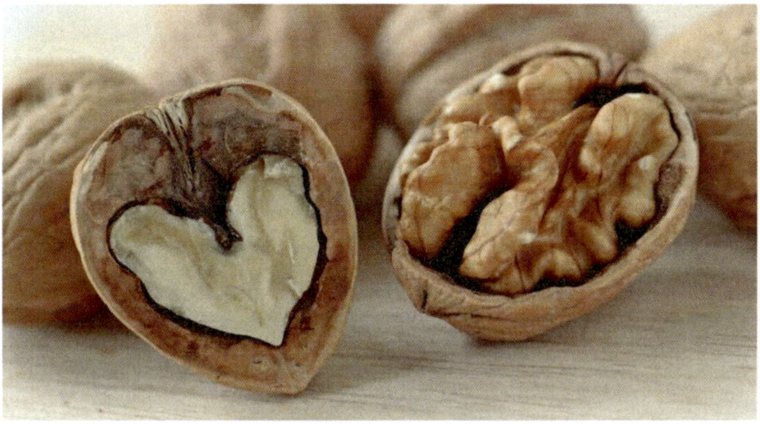

Weisheiten aus dem Herz-Bauch-Gehirn

Neben dem Visualisieren deines Lebensrades, merkst du es sofort, wenn etwas für dich nicht mehr passt oder sich unstimmig anfühlt. Egal ob zwischenmenschlich, im Job oder wie bei mir gesundheitlich. Dein Bauchgefühl wird dir immer die entsprechenden Signale senden, die du auch körperlich wahrnimmst wie zum Beispiel ein leichtes Kribbeln, ein flauer Magen, erhöhter Energiefluss oder ein hoher Herzschlag.

Was dein Herz dir sagen will ist erstaunlich. Seit der Diagnose meditiere ich täglich und ich habe eine unfassbare Wahrnehmung entwickelt, die ich noch nie zuvor so intensiv erlebt habe.

Petra es hat nicht gestreut, keine Metastasen. Hatte ich doch diese Vorahnung bereits in mir

Das wahre Wissen kommt immer aus dem Herzen.

Leonardo da Vinci

gespürt. Meine intuitive Stimme, meine feinen inneren Regungen gaben mir Tage vor der belastenden Untersuchung diese Signale. Und es stellte sich heraus: Meine Intuition, die Sprache des Herzens sollte Recht behalten. Deine Intuition im Bauch sendet dir die entsprechenden Warnsignale, wie ich sie selbst erleben durfte: Dein Körper, deine Gesundheit befindet sich auf Abwegen – eine wichtige Botschaft wurde mir aus meinem tiefsten Inneren mitgeteilt, dringend nicht nur einen Gang zurückzuschalten. Den Stress zu reduzieren und mir meine Auszeiten zu nehmen: Ich führte sogleich meinen „Petra-Tag" ein, an dem ich mich nur auf mich konzentriere und nur das tue, worauf ich Lust und Laune habe, offline gehe, ohne Termine und Verpflichtungen. Ein erster wichtiger Meilenstein auf dem Weg zur Mobilisierung meiner Selbstheilungskräfte.

Schon seit meiner Ausbildung zum Sportmentalcoach fasziniert mich das Thema der Intuition, unserem Bauchgefühl oder die Intelligenz des Unbewussten. War es mein Verstand oder die Sprache meines Geistes? Meine Gefühle, meine erlebten Erfahrungen, meine Seele – einfach ein anderes Wissen als im Kopf? Aber woher kommt diese innere Stimme, die Macht deiner Intuition?

Wusstest du?

Das Herz-Bauch-Gehirn: Unser kluger Bauch ist unser zweites Gehirn

Unsere lebenslangen Erfahrungen und Erlebnisse, die unterschiedlich bewertet werden, sei es positiv wie negativ, werden laufend durch neuronale Vorgänge wie eine Art Erfahrungsgedächtnis, oder auch deine eigene Erfahrungslandkarte, abgelegt. Egal in welcher Lebenslage du dich befindest, werden dir über die Intuition die nötigen Impulse aus deinem eigenen

Erfahrungsschatz gegeben. Und das Spannendste: Unser Herz-Bauchraum (zusammen mit dem Darm) hat mit seinem eigenen Netzwerk aus etwa 40.000 Neuronen und mehr als 100 Millionen Nervenzellen ein eigenes Herz-Bauch-Gehirn, es denkt quasi wie ein eigenes kleines Gehirn. Dieses dichte Nervengeflecht steuert nicht nur unsere Verdauung, sondern auch die Entspannung und Anspannung in unserem Körper. Neueste Forschungen haben ergeben, dass unsere Gefühle und die Intuition gerade von diesem Nervengeflecht, dem sogenannten Enterischen Nervensystem, mitgesteuert werden. Beide Gehirne arbeiten sozusagen in einer Art Arbeitsteilung, wobei das Kopfgehirn, unser ursprüngliches erstes Gehirn, effektiver arbeitet und Entscheidungen auf unserer unbestechlichen Ratio beruhen. Unser zweites Gehirn, hier wirkt sich beispielsweise die Ausschüttung von Serotonin (besser bekannt als „Glückshormon") auf unsere Gefühle aus. Wie heißt es so schön „Liebe geht durch den Magen". Aber auch gesundheitliche Beschwerden wie z.B. das Reizdarmsyndrom haben oft keine organischen Ursachen, sondern werden mit einer Funktionsstörung zwischen den beiden Gehirnen in Verbindung gebracht. Stress und traumatische Ereignisse werden dabei als Auslöser neuronaler Hyperaktivität immer wieder genannt.

Vertraue auf deine Intuition und verbinde dich mit ihr, damit du Einsicht und Klarheit in allen deinen Lebensbereichen erhältst.

ÜBUNG: SPÜRE DEINE INTUITION

Verbinde dich mit deiner inneren Weisheit und spüre, welche Antwort dir dein Herz geben will.

Folgende Schritte werden dir dabei helfen:

1. Formuliere deine persönliche Frage.
Für was brauchst du gerade dringend eine Antwort? Schreibe sie dir am besten abends vorm Schlafengehen auf.

2. Gehe in die Stille und atme, atme, atme.
Am besten du meditierst oder legst dich bequem an einem stillen Ort hin und lenkst zuerst deine ganze Aufmerksamkeit auf deine Atmung.

Konzentriere dich voll und ganz auf deine Atmung und lasse sie im natürlichen Rhythmus tief über die Nase ein- und ausströmen. Spüre wie sich dein ganzer Körper bei jedem Ausatmen mehr und mehr entspannt.

Finde so allmählich zu einer inneren Ruhe und beruhige deine Gedanken, die wie ein kleines Äffchen hin- und herspringen (*Monkey-Mind*).

3. Lenke deine Aufmerksamkeit auf dein imaginäres Herz-Gehirn
Mit jedem weiteren Atemzug lenkst du deine Gedanken weg vom denkenden Gehirn und konzentrierst dich voll auf deine Herz-Bauch-Region (dein Herz-Gehirn).

4. Denke an deine ganz persönliche Frage und beachte die klaren Signale deiner Körpergefühle, deiner Gefühlsregungen.
Du wirst es spüren, wenn deine Intuition zu dir spricht, z.B. wird sich dein Herzschlag verändern, du fühlst ein Kribbeln, Erleichterung oder sogar ein Lächeln. Habe Geduld. Nimm diese Körpergefühle wahr und spüre, wie deine innerste Weisheit zu dir kommt.

5. Hab Freude und tiefe Dankbarkeit, dass du die Antwort erhalten wirst.
Sei unendlich dankbar, über die Antwort, über dein Wissen aus deinem tiefen Inneren, das dir dein Herz-Bauch-Gehirn mitteilen wird. Du hebst somit dein Energielevel und die Antwort kommt von alleine. Wichtige Impulse wie z.B. „zieh die Reißleine“, „es ist gut so“, „lass alles los, was dich bisher belastet hat“ oder „lerne aus dem Jetzt und Hier“, kannst du evtl. wahrnehmen.

6. Überprüfe und stell dir deine ganz persönliche Frage.
Ist es in meinem höchsten Sinn und auch im Sinne der Menschen, die es betrifft? Ja, es gibt nur einen Weg: Deinen.

Bleibe dran und verbinde dich so oft es geht mit deiner Intuition. Du wirst ein Gespür dafür entwickeln, es wird auch dich begeistern und dir in allen Lebenslagen helfen.

Übungen und Tipps 2: Spüre deine Intuition

Wusstest du?

Die **Zirbeldrüse**, eine kleine Drüse im Zentrum unseres Gehirns, auch als Stirn-Chakra oder Drittes Auge bekannt, ist unsere Verbindung zur Intuition, zur Klarheit und Einsicht. Sie ist zwar winzig klein, aber sehr wichtig für unsere körperliche, geistige und spirituelle Gesundheit und steuert obendrein unsere innere Uhr und reguliert den Schlaf. Eine wichtige Instanz somit in unserem Hormon- und Nervensystem, quasi ein verborgener Schatz in unserem Gehirn. Gerade mal so groß wie eine Erbse.

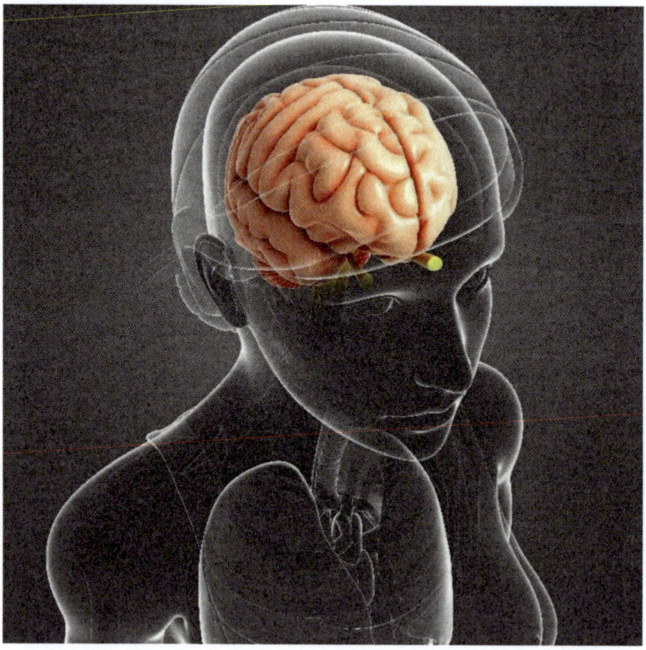

TIPPS ZUR MENTALEN AKTIVIERUNG DER ZIRBELDRÜSE

Meditation: Atme während der Meditation tief und bewusst. Konzentriere dich auf dein Drittes Auge (Bereich deiner Stirn, der zwischen beiden Augen liegt). Wichtig ist eine vollkommene meditative, entspannte Grundstimmung, dies bedeutet, dass du aus dem Wachbewusstsein (Beta-Phase) in die Ebene des Tagträumens (eine Art Trance, Theta-Phase) eintauchst. Dadurch aktivierst du zusätzlich heilsame Impulse, deine eigenen Selbstheilungskräfte.

Singen und Summen stimuliert durch die erzeugten Schwingungen unsere Zirbeldrüse.

Ätherische Öle: Das Einatmen regt die Zirbeldrüsenfunktion an und beruhigt das Nervensystem – z.B. Lavendel, weißes Sandelholz oder Zirbelkiefer.

Selbstliebe

Und möglichst täglich für 15 Minuten in die Sonne, denn Sonnenlicht aktiviert ebenfalls die Zirbeldrüse.

Übungen und Tipps 3: Mentale Aktivierung der Zirbeldrüse

Meine Versöhnung mit der Diagnose

Vor zwei Jahren, im selben Monat, feierte ich ausgelassen meinen 50. Geburtstag – eine tolle Hüttenparty mit vielen Freunden im wunderschönen Schwarzwald. Wie glücklich und dankbar ich war, über alles bisher Erreichte im Leben: Job, Karriere, Häusle mit Garten, Dozentin, meine sportliche Leidenschaft mit meinen Mädels von Girlsbikeaction und, und, und. Kürzertreten und dem nachgehen, was mir besondere Freude bereitet... Ich reduzierte meinen Vollzeitjob auf 80 %, nur noch 8 Stunden Pendeln pro Woche, juhu. Aber so richtig konsequent, in Bezug auf was ich mir eigentlich selbst versprochen hatte, war ich doch nicht. Im Gegenteil, ich gab Gas an anderen Stellen, die mir eben Spaß machten, „Kette rechts", was im Radsport heißt, mit größtmöglichem Gang fahren.

Nur was ist mit der Superkompensation? Jeder Sportler kennt sie zu gut, die ach so wichtige Ruhephase, die Trainingspause zwischen intensiven sportlichen Einheiten, um dem Körper die erforderliche Auszeit zu gönnen, um schließlich leistungsstärker zu werden. Aber im Alltag, im Job, sogar in der Freizeit – wir laufen doch stets wie ein Schweizer Uhrwerk und die wenigen Urlaubstage, die reichen bei weitem nicht aus, dieses Ührchen mal runterzufahren, gar anzuhalten.

Und was ist mit den Geschehnissen der Vergangenheit? Unsere vielen Kapitel unseres Lebensbuches, die wir bisher selbst geschrieben haben? Während meiner 13-jährigen Zeit als Führungskraft im Banken- und Industriesektor gab es Höhen und Tiefen, bis hin zu Mobbing, seelischen Verletzungen, stressbeladene Situationen, die nicht spurlos an einem vorübergehen. Mit den Augen und meinem heutigen Wissen (insbesondere der Wahrnehmung als Mentalcoach) waren diese Abschnitte im Leben alles Sinnphasen und ich alleine war verantwortlich, wie weit ich die jeweilige, wenn auch teilweise schmerzliche Situation, überhaupt zugelassen habe.

Ich stellte mir die Frage: Sollte mich alles was ich bisher durchgemacht habe, jeder Augenblick meines Lebens, auf diesen Moment der Diagnose vorbereiten?

Ein Hilferuf aus meinem tiefsten Inneren? Meine Intuition sprach abermals zu mir. Beim Meditieren visualisierte ich meine Krankheit (das Wort Krebs ignorierte ich weitestgehend): Ferdi, er wurde zu meinem inneren Kind, mit riesengroßem Rucksack. Seinem Päckchen, dass er die letzten Jahre zu tragen hatte, der mich mit traurigen und hilflosen Augen anschaute und mir hilfesuchend die Hände ausstreckte.

Ich machte einen wichtigen Schritt: die Versöhnung und das Akzeptieren der Diagnose, schloss den inneren Frieden und war dankbar, dass die Reißleine für mich gezogen wurde. Der Hilferuf aus meinem tiefsten Inneren war bei mir angekommen. Bei einer weiteren Meditation kam es zur Abmachung mit Ferdi:

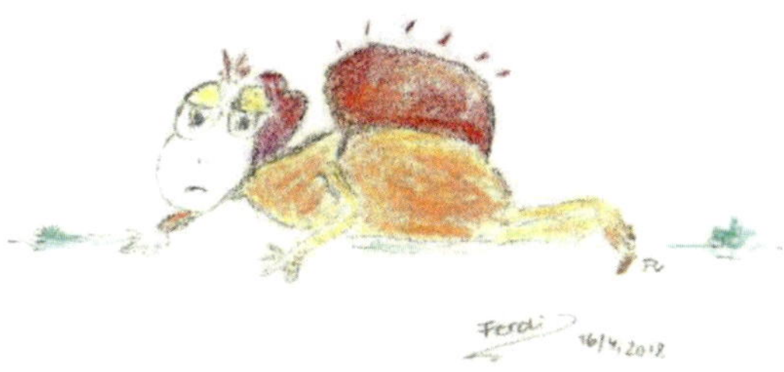

„Ich helfe dir wieder auf die Beine, beschütze dich und dafür lässt mich der Krebs zukünftig in Ruhe und ich werde meinen Visionen, meiner Mission nachgehen können!“ – toller Geheimpakt, toller Deal.

Zusammenfassung: Kapitel 1

In der einen Hälfte des Lebens opfern wir unsere Gesundheit, um Geld zu erwerben. In der anderen Hälfte des Lebens opfern wir Geld, um Gesundheit zu erlangen.

Voltaire

Tipps für dein Durchhaltevermögen:

- Warte nicht, bis dein Leidensdruck zu groß wird!
- Reflektiere deine jetzige Situation.
- Höre auf deine innere Stimme und folge deiner Intuition.

*****

KAPITEL 2: STEH-AUF-QUEEN: KRONE RICHTEN UND LOS GEHT'S!

Die Diagnose: Spannung auf der Kette – und Riss

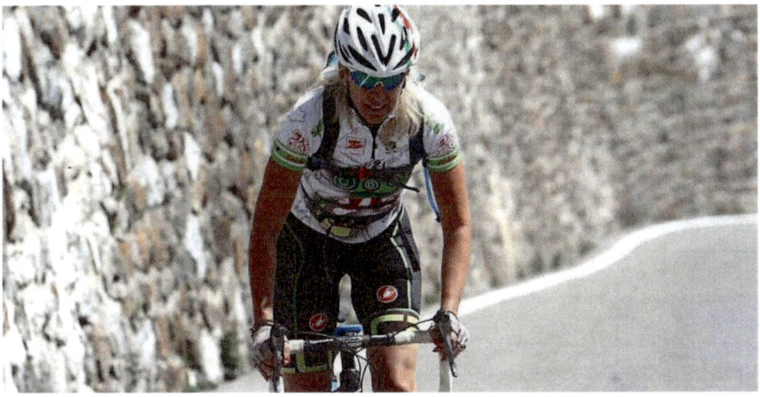

01.03.2018, Stuttgart.

„Viel Spaß beim Beauty-Day!" der wöchentliche nette Abschiedsgruß eines Kollegen in mein verlängertes Wochenende, ach wie ich mich auf meinen Friseurtermin am darauffolgenden Tag freute. Die Härchen sollten fesch gerichtet sein, denn in der kommenden Woche stand eine Geschäftsreise nach Wien an, Susi und Ernst, meine lieben Rennradfreunde aus Österreich würden mich am Flughafen abholen. Und dann Tage später zum Skitouren-Gehen im Kleinwalsertal mit meiner Power-Chica Conny, wie wunderschön. Dann montags schnell vorm Abflug den Vertragsentwurf eines 15 Mio. EUR-Deals fertigstellen, die Teambesprechung zur Referatsübergabe wurde gleich mal vorsorglich für mich gecancelt, obwohl ich die Kollegin die nächsten 4 Wochen vertreten sollte. „Kette rechts!" im großen

Kettenblatt und los geht's. Oder mal wieder mit Vollgas das Hamsterrädchen drehen?

02.03.2018, Nagold.

Ich wollte noch schnell bei der Hautärztin ein Rezept holen, bevor ich mich bei meinem Lieblingsfriseur verwöhnen lasse, aber es kam alles plötzlich und unerwartet anders, ob ich es wollte oder nicht. Schon am Telefon klang meine Hautärztin sehr besorgt und erregt „Frau Vollmer sie müssen schnell zur Mammographie, ich habe schon den Oberarzt im Krankenhaus informiert!" Häh, dachte ich, was geht denn jetzt ab? Eigentlich ging ich doch wegen des vermeintlichen Hautausschlages an meiner rechten Brust zur Hautärztin. Ihr geschultes Auge und ihr überragendes Fachwissen, die entnommene Gewebeprobe, ja ich bin dankbar, dass meine Ärztin so hervorragend reagiert hat. Alles Weitere spielte sich ab wie ein Film: sofort fuhr ich ins Krankenhaus, nebenbei telefonierte ich mit meinem Friseur „es wird wohl etwas später werden", im Wartezimmer suchte ich noch eine Steckdose für mein Handy. Dann die Mammographie, die Ultraschalluntersuchung, du liegst auf der Untersuchungsliege und der Oberarzt schaut dir in die Augen und sagt mit nüchternen Worten „Frau Vollmer, sie haben Brustkrebs!" Meine Beine begannen zu zittern, ich schaute ihn an, ergriff seinen Arm und meine Gedanken, meine innere Stimme sagte zu mir „Ja, Petra, du hast Brustkrebs und was kommt jetzt?" Gemeinsam schauten wir die Aufnahmen der Mammographie an, Tränen flossen mir aus den Augen: die Diagnose war eindeutig. Als ich wieder in meinem Auto saß, schrieb ich eine WhatsApp an meine engsten Freundinnen, die es als erstes erfahren sollten: „Mädels, das Leben ist wie eine Achterbahn... Shit... hab heute eine Diagnose erhalten: Brustkrebs. Manno Mann..."

Aber wie sollte ich es nur meinen Eltern sagen? Beide 80 Jahre alt und sie hängen so sehr an ihrem Töchterchen. Denn wie die Macht der Worte, der Sprache wirkt, erfuhr ich bei der Diagnose am eigenen Leib. Gefasst nahm ich zuhause den Telefonhörer und erklärte ihnen mit behutsamen und ruhigen Worten, was an diesem Morgen alles abgelaufen war und dass ich die Brustkrebsdiagnose erhalten habe – am anderen Ende der Telefonleitung mein lieber Papa „Nein, bitte nicht!", ein leises Schluchzen erreichte mich, dann war es still. Wir wohnen zum Glück nicht weit voneinander weg, ich legte sofort den Hörer auf und eilte direkt zu meinen Eltern. Die Besorgnis in ihren Gesichtern war nicht zu übersehen. Aber meine innere Ruhe, meine Gefasstheit, meine mentale Stärke, das Akzeptieren der Diagnose und dazu noch meinen Mut, meine Lebensfreude und Dankbarkeit – dieser „Beruhigungs-Cocktail" tat nicht nur mir gut, auch meinen Eltern gab er Zuversicht.

> *Es gibt Berge, über die man hinweg muss, sonst geht der Weg nicht weiter.*
>
> *Ludwig Thoma*

An den darauffolgenden Tagen ging es Schlag auf Schlag: Lagebesprechung bei meinem langjährigen Frauenarzt, der mir als ein weiterer lieber Helfer mit guten Ratschlägen zur Seite stand. Umfangreiche Klinik-Recherchen durch meinen Bruder Thomas. Recherchen, eines seiner Lieblingsbeschäftigungen (er arbeitet nicht umsonst als Diplom-Ingenieur in der Forschung im Bereich Medizintechnik) und wertvolle Tipps meiner lieben Freundin Evelyn. Das Marienhospital in Stuttgart sollte es werden. Mit professionellem Brustzentrum, hohen Behandlungszahlen im Bereich Brustkrebs und Chemotherapie, gute Operateure in der rekonstruktiven Brustchirurgie und Heimatnähe. Recherchen um eventuell eine Zweitmeinung einzuholen oder Begleitung durch eine ganzheitliche medizinische Einrichtung bis hin zum Heilpraktiker. Dann die Terminvereinbarung mit dem Chefarzt der Gynäkologie.

06.03.2018, Stuttgart.

Mit öffentlichen Verkehrsmitteln, wie ich es von meiner täglichen Anfahrt nach Stuttgart zur Arbeit kenne, sollte nun die Reise in mein neues persönliches Projekt beginnen. Mit Tagesrucksack, bunten Outdoor-Klamotten und Deutschen Schlagern im Ohr näherte ich mich der Klinik. Eine für mich andere Welt, die ich kaum die letzten 33 Jahre betreten hatte, seit ich eine Ausbildung zur Krankenschwester abgebrochen habe. Ok, eine Nacht durfte ich schon in der Intermediate Care in Freiburg nach einem Mountainbike-Sturz verbringen, leichte Gehirnerschütterung, aber diesmal nimmt die Herausforderung andere Dimensionen an.

Ich lief zielstrebig zum Treppenhaus, wie ich es auch auf der Bank täglich in den 11. Stock machte, weg vom Gedränge im Aufzug und dies half mir auch diesmal beim „Ankommen". Meine Mentaltechniken zur Körperspannungsregulation vergaß ich in diesem Moment irgendwie, denn von Locker- oder Leichtigkeit konnte ich nicht wirklich sprechen, noch die Anspannung verbergen. Mein Chefarzt staunte nicht schlecht über den bunten Vogel, der in sein Untersuchungszimmer geflogen kam. Nach seinem ersten Blick und dem Ultraschall gab er mir mit sanfter Stimme zu verstehen, dass ich eine sehr aggressive Variante des Mammakarzinoms habe, das mit allen derzeit der Medizin zur Verfügung stehenden Mitteln behandelt werden muss: Chemotherapie, Operation, Bestrahlung, volles Programm. Ich schaute ihn mit großen Augen an und fragte ihn leise „...und was kommt noch?" Mein Bauchgefühl, meine Intuition der letzten

Tage hatten mir bereits ähnliche Signale gegeben, unglaublich. Ich hatte die Gedanken, das Gefühl bereits vorher: „Petra, es ist etwas Ernsteres.“

Ich notierte mir Stichworte während des Gespräches in mein kleines Büchlein, das ich immer bei mir trug und stellte wenige Nachfragen, akzeptierte den Zustand und richtete meine Gedanken auf alles Positive was damit verbunden ist, und das war gut so! Diese mentale Strategie wurde mir in den folgenden Tagen und Wochen zu einem Grundstein, einer neuen Sichtweise, veränderte mein Verhaltensmuster, das Unglaubliches in mir bewegte. Mit einer inneren Ruhe und Dankbarkeit, dass die Krankheit erkannt wurde, ich mich nun in guten Händen der Schulmedizin befand und mir ein paar Monate „nur für mich“ bevorstanden, trat ich meine Heimfahrt – im wahrsten Sinne des Wortes meine „Reise zu mir selbst“, an.

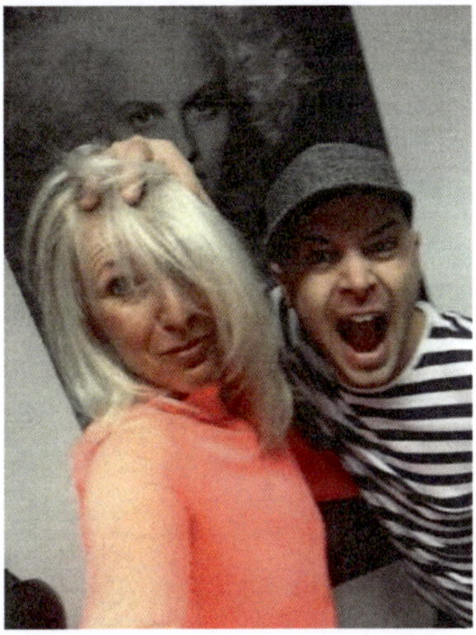

07.03.2018, Nagold.

Besuch bei meinem Lieblingsfriseur. Mein Chefarzt will mir ein Perückenrezept verpassen. Wie, meine schönen Haare? Eine Frau wie ich, mit Organisationstalent und Zielstrebigkeit, ergriff gleich die Initiative: pfiffiger Haarschnitt mit Pony, etwas frische Farbe und die Quelle für einen Perückenspezialisten erkundet.

08.–11.03.2018, Kleinwalsertal.

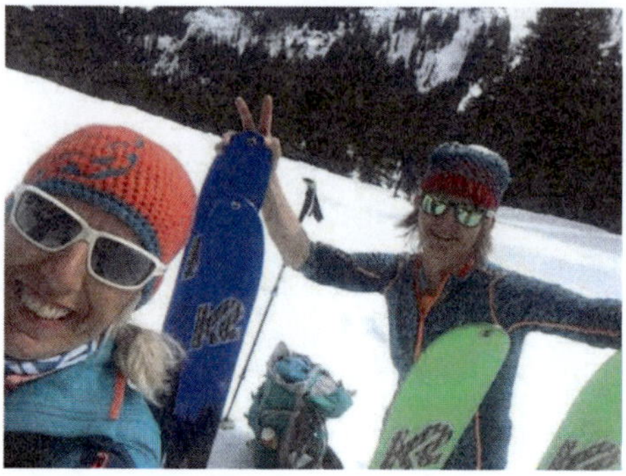

Die Girlsbikeaction-Mädels on tour: ich freute mich schon seit Wochen auf dieses Event! Tiefschneetage im Kleinwalsertal mit meiner Vollgas-Lady Conny. Hatten wir einen Mega-Spaß! Und es tat der Seele gut, verdammt gut.

Und die Achterbahn-Fahrt ging auch die Woche darauf weiter, mit Vollgas.

14.03.2018, Stuttgart.

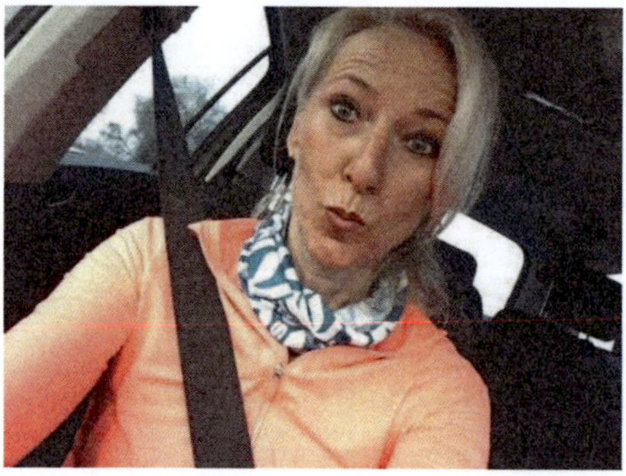

Auto an Auto, Bremslichter an Bremslichter. Ich fuhr selbst mit meinem Wagen im morgendlichen Berufsverkehr nach Stuttgart, denn zwei weitere wichtige Untersuchungen standen an: Computertomographie und Knochenszintigraphie. Auch diesmal kam ich mit meinen bunten Outdoor-Klamotten und Kopfhörer im Ohr, die Treppe laufend, bei der Radiologie des Marienhospitals an. Die Reihe der Medizin-Cocktails wurde eröffnet: erst das Kontrastmittel und danach eine radioaktive Substanz, oh mein Gott! Bisher habe ich meinem Körper gesunde Nahrungsmittel, Smoothies, auch ab und zu mal einen leckeren Südtiroler Zirben-

oder meinen eigenen Honigschnaps, Wein oder Bier gegönnt, aber nun solche Substanzen, was mich sehr bedrückte und nachdenklich stimmte. Aber es diente alles meiner Diagnose, meiner Heilung und Gesundung. Die Anspannung auf diesen bedeutenden Tag bemerkte ich schon seit Tagen. Die Schulterverspannungen nahmen zu, die Last der Ungewissheit, die auf mir lag, war unbeschreiblich. Die Körper-Waage zeigte auch gleich mal 1,5 kg weniger an. Spuren werden hinterlassen. „Kein Befund!" und gleich nochmals „Wir haben nichts gefunden!" – ich weinte vor Freude und musste beide Ärztinnen umarmen. Es hat nicht gestreut, keine Metastasen auf Lunge oder in den Knochen: es fühlte sich an wie MEIN ERSTER GEBURTSTAG! War ich im Endorphin- und Dopamin-Rausch, den ich aus dem Sport kenne? Ich war einfach nur überglücklich und unendlich dankbar.

Wieder hat mich mein Bauchgefühl, meine Intuition nicht getäuscht: unglaublich! Meine innere Stimme sagte es mir vor den Untersuchungen, „Petra, es ist nichts!" Ich war zutiefst berührt und fasziniert, welche inneren mentalen Prozesse seit meiner Diagnose abliefen, die mich noch neugieriger machten.

15.–16.03.2018, Stuttgart.

Pünktlich um 6.00 Uhr stand Gerd, ein weiterer lieber Freund, mit Krawatte und Anzug vor meinem Haus und fuhr mich im Privattaxi zur ersten anstehenden OP: mein Port für die Chemo wurde implantiert. Welche Freude schon am Morgen und wie gut es tut, meine vielen lieben Helferlein an der Seite zu haben, die mich bei meinem Projekt begleiten.

Kaum im Marienhospital angekommen, meine Bettnachbarin begrüßt und mich kurz häuslich eingerichtet, wurde mir auch schon das OP-Gewand samt Häubchen gereicht. Auf die Beruhigungsdroge verzichtete ich großzügig. Ein netter Gruß vom

Anästhesisten wurde mir ausgerichtet, der mich gestern noch eingewiesen hatte – und schon befand ich mich im rollenden Krankenbett. Oh nein, vor ein paar Tagen ging es noch mit Tourenskiern die Berghänge hoch und nun saß ich im Bett, denn liegen konnte ich wahrhaftig nicht. Ich winkte beim Vorbeifahren in die Anmeldung der Gynäkologie und quasselte noch im OP mit der Anästhesie-Ärztin übers Skitourengehen, bis ich meinen Schlummer-Trunk intravenös verabreicht bekam. Nach einer Stunde im Nirwana erwachte ich noch im OP und neckte meinen Chefarzt wegen seiner Röntgenschürze. Ja so bin ich, Gott sei Dank, ein Energiebündel. Und auch im Aufwachraum, ich musste eigentlich gar nicht mehr aufwachen, unterhielt ich mich mit den Pflegern über kabellose Monitore, ein Auftrag quasi an meinen Forscher-Bruder.

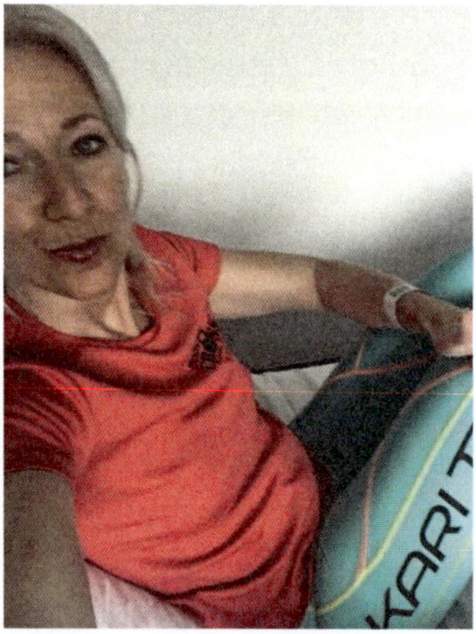

Am selben Tag rollte ich erneut durch die Hallen des Marienhospitals. Diesmal in bunter Sportleggings und Rollstuhl, der gar nicht zu mir passte. Aber ich wurde ausgebremst, als ich sagte, dass ich doch selbst zur Chemo-Ambulanz laufen könnte. Präpariert mit einem größeren Büchlein, in das ich alles notiere (das kleine reichte wahrhaftig nicht mehr aus), informierte mich die Ärztin über Risiken und Nebenwirkungen der Chemo – oh besser nicht weiter fragen, denn mir wurde ganz mulmig zumute, mit welchen chemischen Keulen mein bisher vermeintlich gesunder Körper durchflutet wird. Mit Mühe und Not konnte ich mich etwas beruhigen, aber eine gewisse Niedergeschlagenheit breitete sich aus, war es doch ziemlich viel die letzten Tage. Puh, starker Tobak. Mein lieber Chefarzt fing mich mit einem fürsorglichen und klärenden Gespräch an diesem Abend wieder auf. Eine Ultraschalluntersuchung des Herzens am Folgetag, der Arzt war begeistert von meinem Sportlerherz und den kräftigen Schlägen und heimwärts gings. Ich konnte es kaum erwarten, wieder durch das Treppenhaus nach draußen an die frische Stuttgarter Feinstaubluft zu kommen.

ÜBUNG: DIE AUFMERKSAMKEITSSTEUERUNG – ENERGY FLOWS WHERE ATTENTION GOES

Wie bedeutsam mir die Technik der Aufmerksamkeitssteuerung aus dem Sportmentalcoaching noch werden sollte, spürte ich die folgenden Wochen und Monate selbst sehr intensiv. Durch meine täglichen Meditationen und meine geänderte innere Haltung erlebte ich, welche Macht meine Gedanken über mich hatten.

Deine Energie fließt dort hin, wohin du deine Aufmerksamkeit richtest. Die mentale Arbeit konnte beginnen: sie gab mir eine innere Ruhe und lenkte von Sorgen ab, half mir bei der Stressbewältigung und lies mich frohgelaunt und gestärkt meinen Berg erklimmen.

Mein Trainingsplan stand:

1. Einheit: Die Mobilisierung meines Immunsystems
2. Einheit: Die Stärkung meiner Selbstheilungskräfte

Ab sofort überlies ich meine Krankheit meinem Chefarzt und ich richtete meine gesamte Energie, meine Gedanken, mein ganzes Tun und Handeln auf meine Heilung und Gesundung. Ein tolles Tandem, klasse Team!

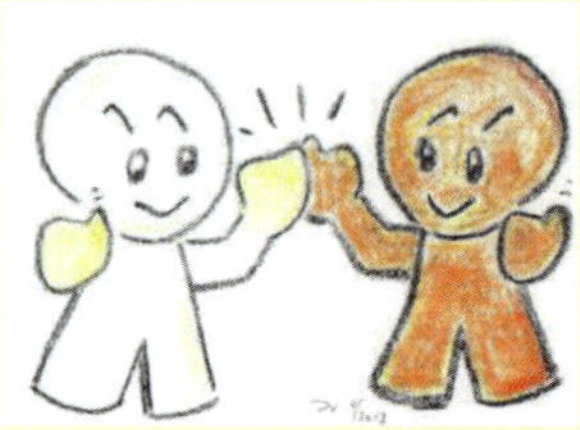

Übungen und Tipps 4: Aufmerksamkeitssteuerung

Kraftvolles Köpfchen: Die Macht deiner Gedanken

86.400 Sekunden stehen uns täglich zur Verfügung. Was mache ich aber mit dieser kostbaren Zeit? Widme ich mich schönen und sinnvollen Aufgaben, positiven Emotionen, oder manch zeitfressenden Lappalien? Wir beschäftigen uns mit zu viel und vergessen dabei gerne, unsere Energie besser in eine Richtung zu lenken. Achte auf deine Gedanken, denn „Energy flows where attention goes". Und wie machtvoll die Gedanken sind, kennen beispielsweise die Sportler aus dem Bereich des ideomotorischen Trainings zu gut. Alleine dadurch, dass sie sich bestimmte Bewegungsabläufe sehr konzentriert und bewusst visualisieren, sich also gedanklich vorstellen, sendet das Gehirn über die Nervenfasern winzige Impulse an die beteiligte Muskulatur. Dieser Effekt wird auch *Carpenter-Effekt* genannt. Das heißt, alleine unser Denken an eine bestimmte Bewegung setzt Impulse aus unserem Unterbewusstsein, diese wiederum übertragen entsprechende Reize auf unsere Mikromuskulatur.

ÜBUNG: ACHTE AUF DEINE GEDANKEN (CHI FOLLOWS THE THOUGHTS)

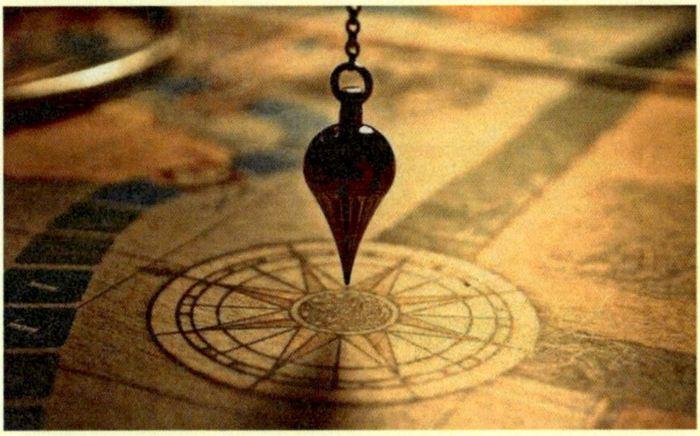

Um dir die Macht deiner Gedanken zu veranschaulichen, lade ich dich zu folgendem Experiment ein:

Setze dich bequem auf einen Stuhl und halte ein Pendel (z.B. einen kleinen Metallring, der an einem 30 cm langen Wollfaden befestigt ist) in deiner Hand. Schließe deine Augen und komme zur Ruhe, achte dabei auf deine Atmung. Stelle dir nun gedanklich vor, wie sich das Pendel zuerst seitwärts hin- und her bewegt. Halte deine Hand ganz still und lasse dabei nur die Reizübertragung deiner Mikromuskulatur zu. Du wirst sehen, wie das Pendel in kleinen Bewegungen nach links und rechts ausschlägt. Halte es wieder an. Nun lass es erneut nur mit der Kraft deiner Gedanken in eine kreisförmige Schwingung kommen. Du wirst begeistert sein.

Übungen und Tipps 5: Achte auf deine Gedanken

Und genau mit diesem Wissen aus dem Sportmentalcoaching entwickelte ich meine mentale Strategie, die mir zur großen Hilfe wurde. Der Kreis sollte sich schließen, es hat alles seinen Sinn im Leben. Meine innere Gelassenheit, meine positive Einstellung zur Diagnose, sie lösten immer wieder Erstaunen aus.

> *Der Mensch ist, was er glaubt.*
>
> *Anton Tschechow*

Wie besorgt meine Freundinnen waren „Oh nein, wieso du?“ oder „Wie schlimm, aber du schaffst das!“ Immer wieder musste ich liebe Freunde trösten – huch, läuft da was falsch?

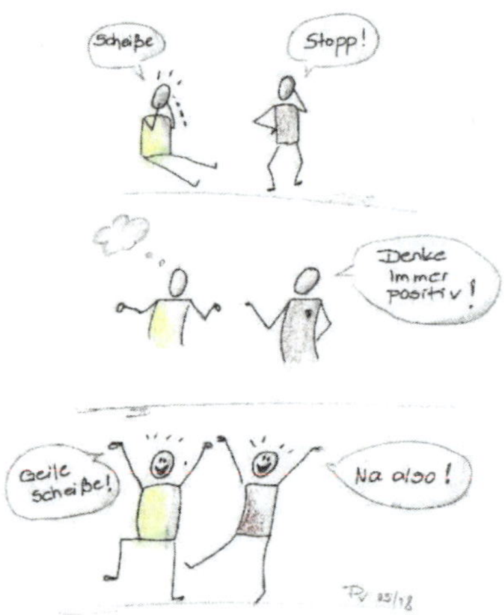

Woran liegt es? Was ist so wichtig, wenn man mit einer veränderten Situation umgehen muss, wenn einem aus heiterem Himmel das Leben auf den Kopf gestellt wird? Ist es nur die Betrachtungsweise und eben das Einlassen auf die Lektionen des Lebens?

Eine liebe Freundin meinte „Da steht dir ein schweres Jahr bevor!“ Hmm, ich dachte ganz anders und drehte für mich die Situation ins Positive „Petra, jetzt hast du erst einmal eine Auszeit, Zeit für dich.“ Und schon war ich erneut dabei meine Freundin aufzumuntern. Wie entscheidend die bewusste Lenkung meiner Gedanken und die innere Haltung ist, spürte ich am eigenen Leibe. Ab sofort galt es also, ein Gedankenkrafttraining mit den verschiedensten Mentaltechniken durchzuführen.

ÜBUNG: SUBVOKALES TRAINING – DEN GEDANKENSINN BESETZEN

Gedanken können Gefühle und körperliche Vorgänge messbar beeinflussen und Stressreaktionen auslösen. Durch das bewusste Lenken deiner Gedanken (beispielswiese im Sport auf eine bestimmte Handlung, was im nächsten Augenblick zu tun ist, um die Aufgabe zu meistern) werden störende Gedanken verringert.

Ich mache mir diese Technik des Gedankensinns Besetzen nützlich, indem ich mir vorstelle, ich habe das Gewünschte bereits: meine vollkommene Gesundheit. Ich denke und sage es mir vor: „Danke für meine Heilung“ oder „Ich bin gesund. Es geht mir gut.“ Gerne nutze ich dafür auch meine ausgedehnten Waldspaziergänge – im Rhythmus meiner Atmung und der Schritte sage ich mir diese beiden Suggestionen immer wieder vor. Ich ignoriere die Krankheit und denke nicht daran, was alles sein könnte. Durch das dauernde Denken an die Krankheit, würde ich diese in meinem Körper halten, durch mein Beobachten der Krankheit und die Aufmerksamkeit, die ich ihr gebe.

Übungen und Tipps 6: Subvokales Training

Wusstest du?

Einbildung ist auch eine Bildung – jeder kennt diesen Spruch. Aber was steckt dahinter?

Der *Placebo-Effekt*, die Überzeugung, dass einem geholfen wird, hilft tatsächlich und ist real im Gehirn messbar. Die Gehirnforschung zeigt uns, dass das Nervengeflecht in unserem Kopf Gedanken hervorbringt und daraus ein Bewusstsein entsteht, die Entschlossenheit und der Wille zur Überwindung der Krankheit. Alleine schon die Zuversicht in die Heilung begünstigt die Heilung und der Glaube an die Wirkung einer Therapie ist ebenso wirksam.

Raus aus dem Selbstmitleid und hinein in die Dankbarkeit

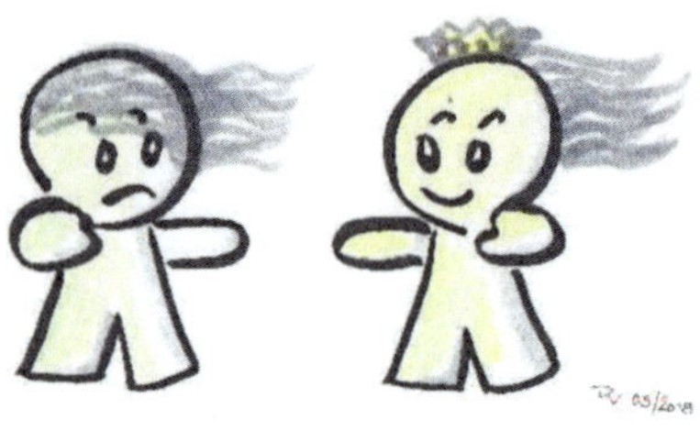

Sich selbst zu bemitleiden führt unweigerlich zu neuen Problemen: Wenn du merkst, dass sich Selbstmitleid einschleicht oder dich andere bemitleiden – dann setze dir sofort das STOP-Zeichen. Du verhinderst dadurch, dass weitere negative Emotionen aufkommen wie Wut, Ablehnung, Einsamkeit und Traurigkeit. Eine Negativspirale, die selbstzerstörerisch wirkt.

Ändere deine Einstellung zur Diagnose, ändere deinen Blickwinkel und verwandle dein Selbstmitleid in unendliche Dankbarkeit. Diese führt zu positiveren Gefühlen und wird auch dein

Sozialleben bereichern. Dein Selbstmitleid aufzugeben wird dich stärken.

Und: Verzeihe bedingungslos! Lösche alles aus der Vergangenheit, was dir nicht dient oder dir bisher Groll bereitete. Die befreiende Wirkung, die Stressreduktion, die Kontrolle wieder selbst über dich zu erhalten – auch dies ist ein sehr wichtiger Meilenstein bei der Mobilisierung deiner Selbstheilungskräfte.

Mein Dankbarkeitstagebuch

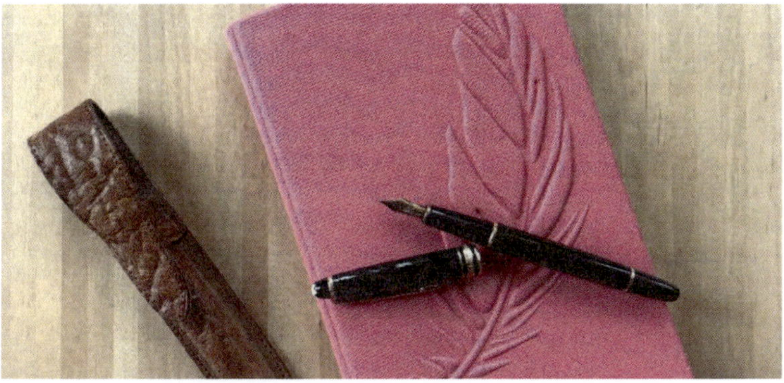

Es ist ein wunderschönes Gefühl, einfach nur dankbar zu sein, für alle positiven Dinge und Erlebnisse die wir Tag ein, Tag aus erfahren dürfen. Dankbarkeit ist eine enorm starke Empfindung, die Dopamin (ebenfalls bekannt als Glückshormon) durch unseren Körper strömen lässt. In diesem Glücksrausch einzuschlafen, ist die beste Medizin. Lenke also vor dem Einschlafen alle deine Gedanken auf alle positiven Dinge und Erlebnisse, die du tagsüber erfahren durftest

Nutze die starke Kraft der Dankbarkeit für dich!

und schreibe diese auf. Für Sorgen und Probleme ist hier kein Platz.

Mein Dankbarkeitstagebuch liegt auf meinem Nachttisch, in das ich stets vor dem Einschlafen eine Liste der Dinge schreibe, für die ich am heutigen Tag dankbar bin. Durch tägliches Training verlagerst du deine Energie auf das Positive und trägst dazu bei, dein Denken allmählich umzuschalten. Die wohltuende Wirkung dieser starken Empfindungen, dein Dopaminrausch wird dir helfen, von Sorgen, Nöten und dauerndem Grübeln, abzulenken.

ÜBUNG: GEDANKEN-HYGIENE

Wähle sorgfältig aus womit du dich auseinandersetzt, mit was du dein Gehirn beschäftigst und was du bewusst gedanklich meidest (gerade z.B. in der Heilungsphase). Für mich gibt es z.B. kein Sonntagabend-Krimi-Schauen mehr und Nachrichten recherchiere ich nur noch gezielt. Die Negativschlagzeilen zum Frühstück und vor dem Schlafengehen sind passé.

Von erwarteten Nebenwirkungen der Therapien habe ich mich nicht irreführen lassen, habe keine Beipackzettel gelesen und sämtliche wohlgemeinten Fachartikel (z.B. in Apothekerzeitschriften) beiseitegelegt. Meine Gedanken und auch mögliche körperliche Reaktionen, sollten nicht durch negative Erwartungen belastet werden (sogenannter Nocebo-Effekt).

Übungen und Tipps 7: Gedanken-Hygiene

ÜBUNG: DER IDEALE COACH – LIEBEVOLLER UMGANG MIT DIR SELBST

Eine weitere schöne Technik aus dem Mentaltraining, die uns hilft, einen wohltuenden und konstruktiven Umgang mit uns selbst zu üben:

Nimm dir ein Blatt Papier und stelle dir vor, eine gute Freundin ist niedergeschlagen, verzweifelt und traurig, weil sie sich gerade in einer schwierigen persönlichen Situation befindet. Wie würdest du mit dieser lieben Freundin umgehen? Welche Worte würdest du verwenden, welche Tipps würdest du ihr geben? Notiere dir, was du tun und sagen würdest. Nun vergleiche, was du aufgeschrieben hast mit dem, wie du momentan mit dir selbst umgehst.

Du hast dir vorher notiert, wie du in schwierigen Situationen auf deine Freundin reagieren würdest. Nun hast du für dich einen hilfreichen Spickzettel und du kannst dir damit selbst etwas Gutes tun. Schaue dir immer wieder deine eigenen persönlichen Ratschläge an – und lebe sie!

Übungen und Tipps 8: Der Ideale Coach

Der bekannten Mentaltechniken nicht genug, baute ich meine Aufmerksamkeitssteuerung in den Wochen und Monaten der Heilung weiter aus. Ich lernte mehr und mehr still zu werden und meine ganze Aufmerksamkeit abzuziehen, von allem was ich nicht mehr will und fokussierte mich auf alles, was ich mir wünsche, was mir Freude bereitet, meine persönlichen Projekte und das was ich erleben will. Es ist faszinierend zu erkennen, welche Prozesse hierdurch im Leben ablaufen, welche Fügungen einem bewusst werden – ach, wie schön das Leben doch ist!

Zum Schmunzeln!

Lauscht einfach mal den Gesprächen – insbesondere von Älteren, was fällt euch auf? Stimmt, die meiste Zeit der Konversation wird über ihre Krankheiten, wie schlecht es ihnen geht, ihre Arztbesuche, über Krankheiten von anderen gesprochen. Und los geht sie, die Abwärtsspirale: Die ganze Energie wird auf die Krankheit gerichtet, auch schon beim Zuhören (unsere Spiegelneuronen kommen in Bewegung), negative Gefühle und Gedanken ziehen weitere negative Faktoren in unser Leben - wie soll man da nur wieder gesund werden?

Also: Der Blick weg von den Krankheitssorgen hin zu unserer Gesundheit und Genesung, und dankbar sein für das Hier und Jetzt!

> *Unser Körper ist das Produkt unserer Gedanken!*
>
> *Dr. John Hagelin*

Mit Mut und Selbstvertrauen durch die Akutbehandlung

20.03.2018 – 1. Cocktail

Nun ging es also los: das Team aus Chefarzt und mir in Startposition. Die Schulmedizin wird meine veränderten Zellen in die Schranken weisen und ich kümmere mich um mein inneres Wohlbefinden.

Auch diesmal erreichte ich das Marienhospital in bunten Outdoor-Klamotten und ging meinen Weg über das Treppenhaus zur Chemo-Ambulanz, puh, wie mir das Wort Chemo missfiel. Es dauerte nicht lange, dann nannten wir sie alle nur noch Cocktail, schließlich hat die Flüssigkeit die Farbe eines Aperol-Sprizz. Die schlimmen Assoziationen mit der Therapie konnten wir somit fast verdrängen.

Mein Cocktail lief fast 4 Stunden über meinen Port und ich merkte eigentlich gar nichts davon. OK, der Hunger überkam mich irgendwann und die Krankenschwester fragte mich, welchen Keks ich denn wollte. Ich schaute sie mit großen Augen an: alle! Lautes Gelächter. Hatte ich einen Bärenhunger.

Huch, eine Flasche Aperol intus, genauso fühlte ich mich zuhause, mir war so übel! Meine Couch musste herhalten und meine Mutter versuchte mich mit Zwieback und Suppe aufzupäppeln. Eine Runde jammern und leiden, aber ein paar Stunden später und ich fühlte mich wieder fit.

Ab sofort war auch regelmäßiges Blutabnehmen angesagt, sollten doch insbesondere die weißen Blutkörperchen (Leukozyten) überwacht werden, die für die Abwehr von Krankheitserregern zuständig sind. Die Handtasche, die sanitären Einrichtungen zuhause und mein Auto wurden mit Händedesinfektionsmitteln bestückt. Vorsichtsmaßnahmen, um keine Infektion einzufangen, die die Cocktailgabe behindern würde. Auch Menschenmassen waren ab sofort zu meiden. Es diente alles zu meiner Gesundung und Heilung. Und so hatte ich bereits meinen 1. Cocktail hinter mich gebracht.

11.04.2018 – 2. Cocktail

Puh, was für ein emotionaler Tag! Pünktlich um 7.00 Uhr wurde ich von meinem guten Freund Tommy abgeholt. Welche Wohltat mit lieben Menschen an einem deiner besonderen Tage begleitet zu werden. Vertraute Gespräche, heimelige Atmosphäre, auch wenn draußen auf der Autobahn der tägliche Wahnsinn tobt – Auto an Auto, Hektik und Gedränge. Scheiß egal!

Ein nettes „Hallo!" meiner Zimmergenossin Uschi und schon hing auch ich am intravenösen Cocktail-Tropf. Der Aufregung noch nicht genug: ich war schon eine Stunde früher fertig, da mir die letzte Infusion erspart wurde, ich soll dafür viel trinken, trinken, trinken. Schwupps noch schnell eine Tablette eingeworfen, danach stelle ich fest, dass ich gleich die doppelte Dosis genommen hatte, shit! Ich fühlte mich tatsächlich wie nach einer ganzen Flasche Aperol, mit dem größten Schwips quasi, hundemüde und eine Übelkeit, wie nach einem Vollrausch. Meine Couch zuhause musste abermals herhalten, ein Süppchen von Mama und um 17.00 Uhr düste ich mit zwei Freundinnen zu meinen lieben Perückenspezialisten: Erika und Andy nach Herrenberg. Girlsaction pur.

Andy setzte seine Schere und den Rasierer an, meine lange blonde Mähne war nicht mehr und wow, mein schön geformter Hinterkopf kam zum Vorschein. Manu war hellauf begeistert. Wir hatten eine Menge Spaß, Erika hatte mir gleich sieben wunderschöne Perücken zur Auswahl besorgt, mit ihrem tollen Gespür, ihr trainiertes Augenmerk und professionellem Vorgehen passte jede wie angegossen. Leute, ich fühlte mich pudelwohl, obwohl ich eigentlich noch im Vollrausch meines 2. Cocktails war, oder gerade deshalb? Meine Augen leuchteten und glänzten vor Freude, sobald ich eine wunderschöne Perücke probierte, als ich mein Lieblingsstück für mich fand, erwiderte ich mit feuchten Augen „...das bin ich“. Dies war das größte Kompliment, das ich Erika und Andy machen konnte.

Schon bei der ersten Anprobe meines neuen Kleidungsstücks (so nannte Erika liebevoll ihre Perücken) musste meine Mutter, meine liebe Freundin Manu und der kleine Marius herhalten, um mich zu begleiten. Bitte einmal Helene Fischer-Frisur, Erika staunte nicht schlecht, dazu zwei Rad-Helme und eine Baseball-Mütze im Gepäck, schaute sie doch zuerst meine Mutter an und sagte: „Sie bekommen eine Perücke?“ – „Nein, ich!“

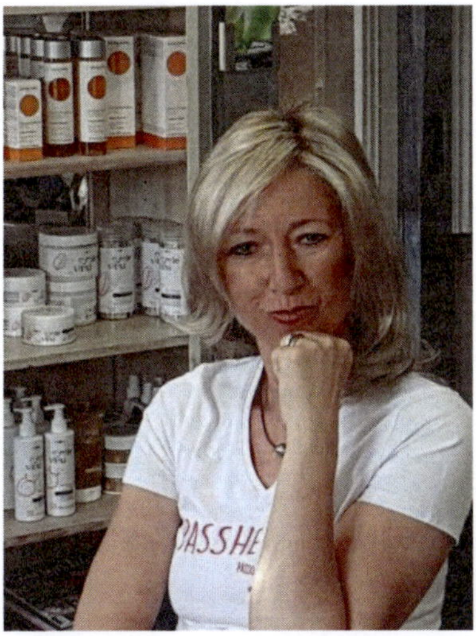

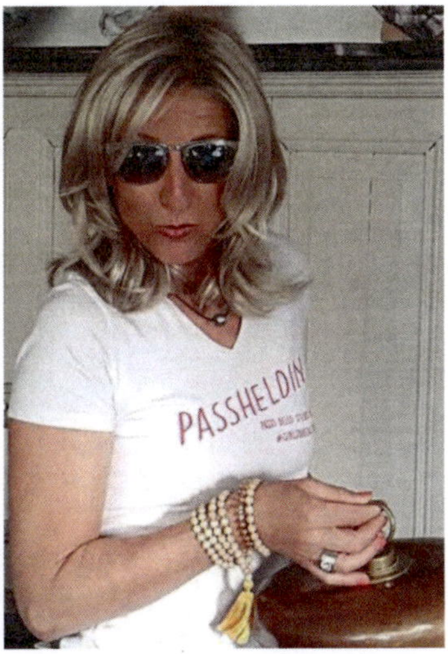

30.04.2018, 1. Nachuntersuchung

„Ich könnte euch alle umarmen!“

Die Krankenschwester hielt dafür her, öffnete mir ihre Arme und sagte: „umarmen sie mich dafür.“ Mein Chefarzt untersuchte mich zuvor – die Anspannung war mir anzusehen – ob die Cocktailgabe bisher gut angeschlagen hat. „Frau Vollmer, es hat sich dramatisch...“ huch, dramatisch? „Dramatisch

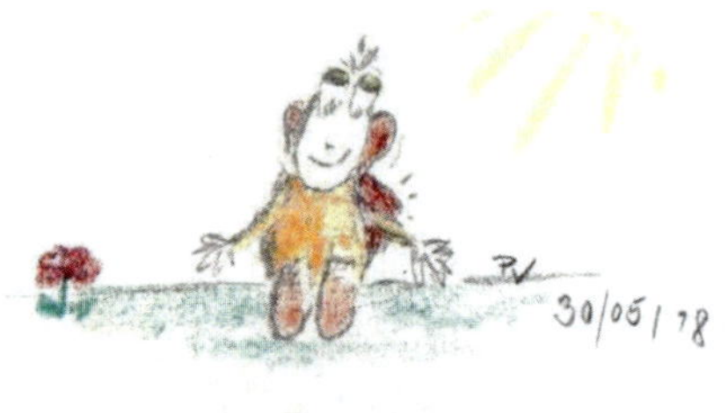

verbessert und das bereits nach dem 2. Cocktail.“ Eine sehr gute Heilung, unglaublich! Ich war paralysiert, diesmal war es ein Cocktail aus Endorphinen und Oxytozin, die durch meinen Körper schossen. Ich war überglücklich und unbeschreiblich dankbar. Der Herd der veränderten Zellen hatte sich bereits von 19 mm auf 2 mm verkleinert und in den Lymphen war nichts mehr zu sehen. Mein Ferdi kann schon wieder sitzen und lächeln, dachte ich sofort. Und nicht genug, fragte ich meinen Chefarzt: „Kann ich nach den Cocktails und der bevorstehenden OP eine kleine Bergtour machen? Eine Tour auf den Ortler?“ Er grinste und meinte: „Ja, sie können eine Bergtour machen!“ Yepp genau das wollte ich hören.

Kaum war ich durchs Treppenhaus nach draußen gestürmt, musste ich laut losheulen. Freudentränen, ans Autofahren war erst mal nicht zu denken, ich war so überwältigt und lies meinen Tränen freien Lauf. Eine WhatsApp an meine lieben Helferlein und ein Anruf bei meinen Eltern, mein Handy stand nicht mehr still... Zuhause angekommen, fiel ich meiner lieben Freundin Conny um den Hals, die zu Besuch angereist war.

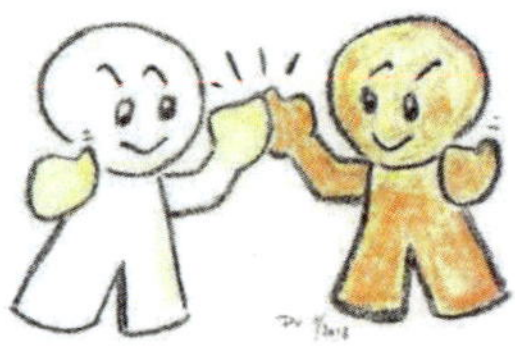

Das Tandem aus Chefarzt und mir hatte also bis dato eine gute Teamarbeit geleistet, weiter so! Die Schulmedizin einerseits und die Mobilisierung meiner Selbstheilungskräfte, ein guter Weg, den ich eingeschlagen hatte.

Danke, Danke, Danke!

02.05.2018 – 3. Cocktail

Wieder war es soweit: wie schnell doch die Tage zwischen den Cocktails vergingen. Unsere Cocktail-Runde war wieder lustig mit Frauengesprächen à la carte und die Zeit verging wie im Fluge. Dazwischen noch Special-Fotoshooting einer Fotografin und die Karawane aus dem Nordschwarzwald zog wieder von dannen. Die Stuttgarter wunderten sich wahrhaftig nicht mehr. Und auch diesen Cocktail-Rausch hatte ich wieder gut überstanden, hundemüde schleppte ich mich nur noch auf die Couch. Aber am nächsten Tag war wieder alles vorbei, zum Glück!

23.05.2018 – 4. Cocktail

Wir freuten uns schon so aufeinander, unglaublich. Mittlerweile waren wir eine eingeschworene Mädels-Runde. Unser gemeinsamer Weg, den eigentlich jede alleine für sich ging, nein, wir waren dabei nicht alleine. Das Kuschelhormon Oxytozin durchströmte uns, es stärkte nicht nur unser Vertrauen zueinander, sondern nahm den Stress von uns. Die Macht der Freundschaft.

Ein paar Tage später befand ich mich im Flieger nach Wien. Besuch bei Susi und Ernst, meinen lieben Freunden aus Niederösterreich, die mich zu Beginn der Diagnose eigentlich vom Flughafen abholen wollten. Aufgeschoben ist nicht aufgehoben. Und diesmal war es keine Geschäftsreise, nein, Relaxen, moderate Wanderungen, Flachetappen mit dem e-Bike und einfach auf Flugmodus gehen, war angesagt. Hmm, ja, das Abschalten war gar nicht so einfach. Trotz mentaler Techniken, täglichen Meditationen, Spaziergängen in der Natur, mein System von Vollgas auf Tiefenentspannung runterzufahren war nach drei Monaten (!) noch nicht wirklich vollzogen. Vielleicht hätten ein paar Achtele vom leckeren Veltliner geholfen, aber die Antibiotikaeinnahme machte mir einen Strich durch die Rechnung. Dann eben Scotty, bitte runterbeamen.

11.06.2018 – 2. Nachuntersuchung

Meine Abmachung mit Ferdi: ja, ich hatte sie eingehalten. Ich war glücklich, unendlich dankbar und konnte es irgendwie noch nicht richtig fassen. Vor über drei Monaten fing alles wie aus heiterem Himmel an, zuerst die Diagnose, dann das anfängliche Tohuwabohu. Und heute sagte mir mein lieber Chefarzt bei der Ultraschalluntersuchung: „Frau Vollmer, ich sehe nichts mehr!" Ich hatte Tränen in den Augen, vor Freude und unendlicher Dankbarkeit und schaute in seine leuchtenden Augen, Madonna! Tatsächlich war offensichtlich nichts mehr an veränderten Zellen da, die Cocktails zeigten ihre Wirkung, dass ich trotz der hochprozentigen Drinks (starker Chemos) derartig munter und voller Tatendrang war, erstaunte ihn noch zusätzlich. Ich fühlte mich gesund und pudelwohl.

13.06.2018 – 5. Cocktail

„Frau Vollmer, Sie sind nicht ruhig zu bekommen", meinte neckisch die Krankenschwester unserer Cocktail-Bar. Hmm, oder doch? Wir Mädels begrüßten uns wieder mit einem lieben „Hallo" vor Freude. Das Handtuchauslegen auf den Sesseln hatte leider diesmal nicht geklappt, aber egal, wir rollten mit unseren Infusionsständern von Zimmer zu Zimmer, ließen uns vom Smalltalk nicht abhalten.

Morgens schon bei der Anfahrt nach Stuttgart, wieder mal der tägliche Wahnsinn auf der Autobahn und dann noch hektisches Treiben in unserer Bar, mein Gashahn war schon gehörig aufgedreht. Aber nicht nur meiner, der beim Cocktail anscheinend auch: Mich überkam von einer Sekunde auf die andere ein beklemmendes Gefühl im Hals, die Flüssigkeit stieg in mir auf und schnürte mir den Atem ab. Ich war kurz davor, ohnmächtig zu werden. Meine liebe Manu, die mir gegenübersaß, reagierte sofort auf meinen Hilferuf und schon kam auch die Ärztin mit einer Spritze gerannt. Alle hatten super und schnell reagiert und so lag ich erstmal für 30 Minuten flach, und ruhig wars in unserer Cocktail-Bar. Die Medikamentengabe wurde unterbrochen, doch nach meiner kurzen Auszeit rappelte ich mich wieder auf in die Vertikale – Leute, ich bin wieder da! Caramba, aber eine derartige allergische Schockreaktion brauch ich wahrhaftig nicht nochmal.

04.07.2018 – 6. und letzter Cocktail

Was für ein emotionaler Tag!

Die ersten Freudentränen flossen, als wir Mädels aus der Cocktail-Bar uns wiedersahen. Diesmal klappte sogar unser Handtuchauslegen-Trick. Und wie witzig, wir hatten unabhängig voneinander, jede ein Geschenk füreinander mitgebracht. Kleine persönliche Aufmerksamkeiten, die zu unseren vergangenen vier Monaten passten, ja sogar symbolischen Charakter hatten: ein Dankbarkeits-Tagebüchlein, ein kleines Krönchen als ständiger Taschenbegleiter und Steffis selbstgemachte Marmelade mit wenig Zucker, lecker! Wir hatten während der gemeinsamen Zeit eine Dynamik und tiefe freundschaftliche Verbundenheit entwickelt, so als wären wir schon seit Jahrzehnten dicke Freundinnen. Und dies tat verdammt gut. Die Ärztinnen und Krankenschwestern waren heute ebenfalls locker drauf, hatten Zeit auch mal etwas zu plaudern, einfach nur schön.

Die Cocktails liefen in Windeseile durch, es kam uns jedenfalls so vor. Bei meinem Abschied aus der Chemo-Ambulanz, unserer Cocktailbar, hatte ich sogleich wieder ein paar kleine Tränen in den Augen, unglaublich. Es waren Tränen der Berührung. Wenn ich zurückdenke an meinen ersten Tag, meinen 1. Cocktail, ich wollte am liebsten die Augen verschließen, nichts sehen und so schnell wie möglich weg von hier. Aber mein Herzgehirn und meine innere Einstellung hatten diese Veränderung herbeigeführt und sogar eine gewisse Vertraut- und Glückseligkeit in mir hervorgebracht. Hier wurde mir geholfen, meine veränderten Zellen wurden durch die Therapie repariert, ich bin unendlich dankbar dafür.

Doch noch nicht genug für heute.

Nächster Termin bei meinem Chefarzt. Er grinste, als ich ihm beim Vorbeilaufen ins Wartezimmer durch die offene Türe ein nettes „Hallo" zurief. Und kurz darauf durfte er sich die Story über meine am heutigen Tag bestellte Vespa anhören. Ich überraschte ihn noch mit meiner Botschaft, dass ich nun erst einmal für drei Wochen zur Kur in die Berge, nach Bad Tölz fahre. „Wie haben sie das geschafft?" Wieder musste ich schmunzeln. Ja, meine Private Krankenkasse hatte ich auch gehörig in die Mangel nehmen müssen, aber egal, das Ergebnis zählt. Und dann stand er fest: der OP-Termin. Gleich nach meiner Rückkehr aus Bad Tölz sollte es losgehen. Ich kann euch sagen, abends brauchte ich nichts mehr. Nur noch meine geliebte Couch und mein Bett. Glücklich, erschöpft und mit einer tiefen Dankbarkeit in mir, schlief ich ein. Geschafft, Cocktails ade!

KRONE RICHTEN UND LOS GEHT'S – TIPPS FÜRS DURCHHALTEN

Gebe deine Macht nicht an andere ab.

Wie bedeutend und wichtig es für uns Frauen ist, sich in unserer Haut wohlzufühlen, selbstbewusst durchs Leben zu gehen und Freude am schönen Aussehen zu haben. Daher: Gebe niemals anderen Menschen die Macht darüber, wie du dich fühlst oder was du denkst. Mentale Stärke zeichnet sich dadurch aus, dass du anderen Menschen keine Gelegenheit gibst, über deinen Selbstwert zu bestimmen. Habe Vertrauen in dich selbst und stärke dadurch dein Selbstwertgefühl.

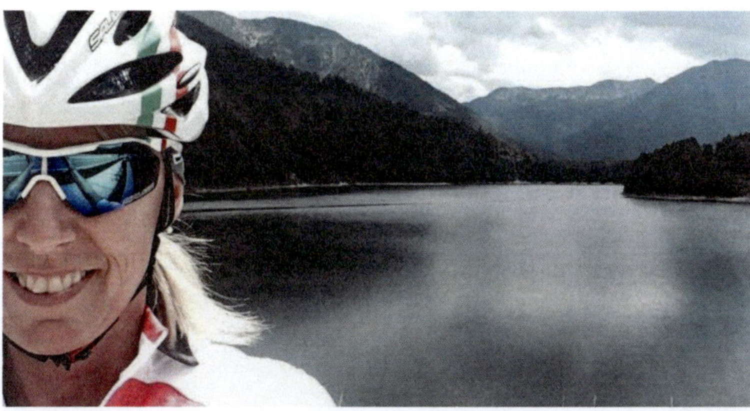

Zur Stressbewältigung: So tun als ob

Zur Stressregulation half mir die Mentaltechnik „So tun als ob“. Durch eine positive Selbstdarstellung und dem Ausrichten meiner Gefühle darauf (ich tue einfach, als ob ich noch immer dieselben Haare, dieselbe Frisur habe), wurde der enorme Stress, der durch ein verändertes Aussehen auftritt, reguliert, ja sogar beseitigt. Eine mentale Sperre kam dadurch erst gar nicht auf, im Gegenteil: die perfekte Perücke bemerkten nicht mal meine engsten Freunde. Dazu immer ein schön geschminktes Gesicht, Mädels wir haben so viele Möglichkeiten, macht was draus! Ein Lächeln aus dem Spiegel verrät euch: ja, das bin ich! Und genauso ist es mir ergangen. Ich war unendlich dankbar, glücklich und zufrieden. Und das tolle dabei, die Zeitersparnis ist genial, in wenigen Sekunden sitzt eure perfekte Frisur und ihr seht immer aus, wie nach eurem Beauty-Day.

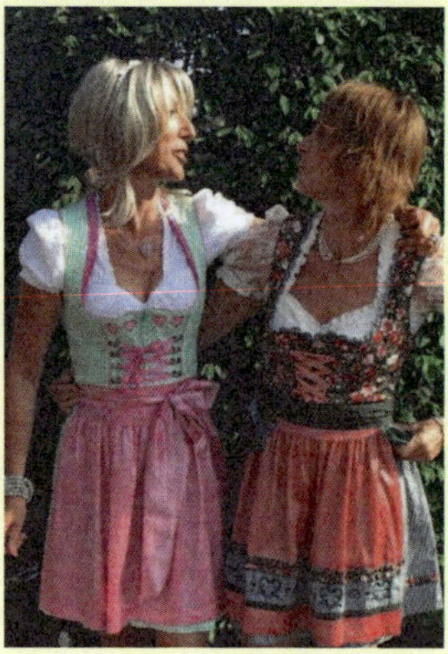

Übungen und Tipps 9: Tipps fürs Durchhalten

Das leere Gesicht – oder: Wie wird Frau wieder Frau?

Bis zum letzten Cocktail hatten die Wimpern und die Augenbrauen schön gehalten, Gott sei Dank! Aber langsam wurden sie weniger und weniger, ja meine Cocktail-Mädels und ich zählten mittlerweile jede übrig gebliebene Wimper. Morgens der Blick in den Spiegel, puh, ein wahrhaftig leeres Gesicht schaute dich an. Neuer Nude-Look gefällig? Sobald wir aber tief in unsere Schmink-Trickkiste griffen, kein Problem. Und wir Mädels verwandelten uns in bildhübsche Grazien, jawohl, die Komplimente der Außenwelt bestätigten es uns rundherum.

TIPPS BEI TROCKENER MUNDSCHLEIMHAUT

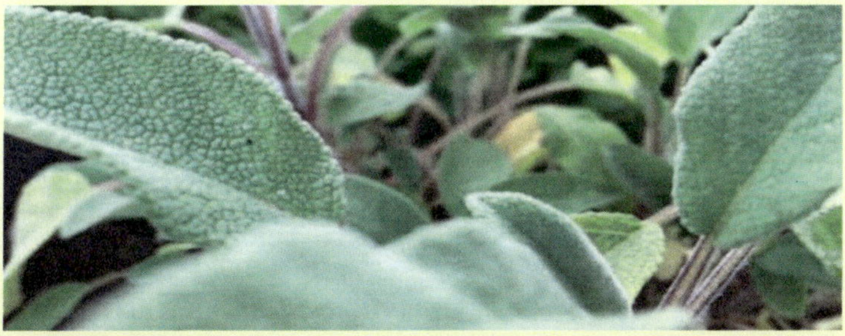

Ayurvedisches Ölziehen: Eine kleine Menge Sesamöl im Mund ein paar Minuten hin und her bewegen und durch die Zähne ziehen (bis zu 20 Minuten), danach ausspucken. Es bindet Bakterien und schützt somit die Mundschleimhaut. Ab und zu den Mund mit **Salbeitee** ausspülen und gurgeln. Wirkt ebenfalls antibakteriell und adstringierend.

Übungen und Tipps 10: Tipps bei trockener Mundschleimhaut

TIPPS BEI VERÄNDERTEM GESCHMACKSSINN

Ich wollte das veränderte Geschmacksgefühl, verursacht durch die Cocktails, einfach nicht hinnehmen. Dieser metallische Geschmack verdarb mir doch zeitweise regelrecht den Appetit. Mein individuelles Geschmacksgedächtnis, in dem Erfahrungen und Gefühle abgespeichert sind, sollte trainiert werden. Genauso wie im Sport oder bei meinen IHK-Schülern: die Synapsen sind ab sofort zu trainieren und die Speisen zu visualisieren.

Üben, üben, üben, wie beim Lernen auf eine Prüfung: Ich schloss meine Augen und visualisierte z.B. eine Tomate, stellte sie mir bildhaft vor und schob dabei ein Tomatenstück in den Mund. Mit den geschlossenen Augen und der visualisierten Tomate, kaute ich ganz bewusst für längere Zeit und nahm die Tomate wahr. Dabei rief ich gedanklich den abgespeicherten Tomatengeschmack in meinem Geschmacksgedächtnis auf. Das Bild der Tomate ließ ich so lange wie nötig wirken. Ich rekonstruierte somit geistig meine Erfahrung, das Erlebnis wie eine Tomate schmeckt.

Übungen und Tipps 11: Tipps bei verändertem Geschmackssinn

24h-Sprechstunde: Dein Innerer Coach hat immer Zeit

Ich glaubte immer, dass ich ganz alleine auf mich gestellt bin, wenn ich jemals eine schlimme Diagnose erhalte oder tiefe Trauer verspüre. Du musst dich selbst damit auseinandersetzen und klarkommen, dein Umfeld kann dir nur gut zureden. Dies sollte ein Irrtum sein, stimmt nämlich gar nicht. Und das tut so gut zu wissen. Im Mentalcoaching wende ich die Visualisierungstechnik des Inneren Coach an. Das heißt in Situationen, in denen du Rat und Hilfe suchst, jedoch im Moment kein Gesprächspartner zur Seite steht, wende dich an deinen Inneren Coach. Stelle dir die **W**-Fragen.

ÜBUNG: INNERER COACH ODER GEISTFÜHRER

1. **Schritt**:
Stelle dir mit offenen Augen vor: **W**er ist Experte für mein Problem? Oder: **W**er hat eine ähnliche Situation **w**ie gemeistert? (**W**-Fragen)

2. **Schritt**:
Schließe deine Augen, entspanne dich dabei, nimm ein paar tiefe und kräftige Atemzüge. Stelle dir vor, dein Innerer Coach kommt gerade zur Türe herein und setzt sich zu dir.

3. **Schritt**:
Stelle dem Experten deine Frage. Stelle dir nun vor, wie dir dein Coach auf deine Frage antwortet. Lass dir dabei Zeit. Bedanke und verabschiede dich bei deinem Inneren Coach und komme wieder zurück ins Hier und Jetzt.

Suche deinen Inneren Coach regelmäßig auf, damit er dir im Fall der Fälle zur Verfügung steht.

Übungen und Tipps 12: Innerer Coach oder Geistführer

Mein lieber Geistführer Niklas

Und genauso habe ich mir meinen Inneren Coach und Geistführer zur Seite geholt und ihn in mein Leben eingeladen. Meine liebe Gaby half mir bei der Klangschalentherapie meinen Niklas zu visualisieren und ihm diesen Namen zu geben. Ich trete regelmäßig, sei es bei der Meditation oder bei meinen Spaziergängen im Wald, mit meinem Niklas in Kontakt. Das Schöne dabei: ich kann mich jederzeit und überall mit ihm gedanklich verbinden und er ist quasi immer bei mir. Du bist nicht alleine.

So ist mein Niklas ein dunkelhaariger Naturbursche, auch im mittleren Alter (ich sagte flapsig zu ihm: „Niklas, aber etwas älter wie ich musst schon sein, denn du brauchst ja mehr Erfahrung als ich selbst“).

Ich höre genau zu, lausche unserem inneren Dialog.

Wundere dich nicht, denn die Lösung vieler deiner Probleme und Fragestellungen steckt sowieso in dir. Dein Innerer Geistführer wird dich leiten, vertraue ihm und deiner Intuition. Schreibe die Antworten auf, am besten eine Notiz in dein Dankbarkeitstagebuch. Verbinde dich immer wieder mit ihm, sobald es dir danach ist. Du wirst eine Freude daran entwickeln, wie auch ich.

Spaß und Humor: Ein Hoch auf die Freundinnen

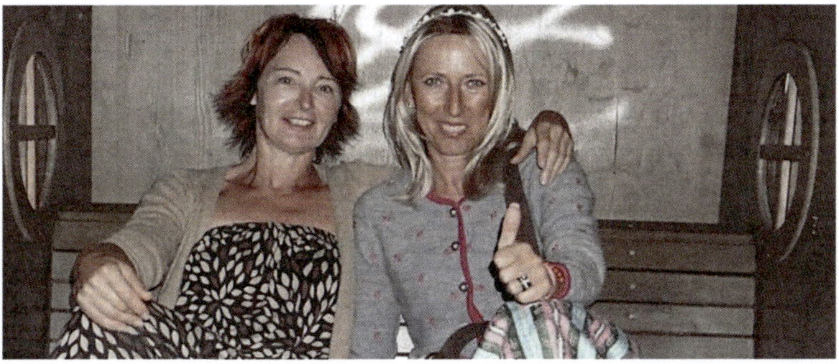

Wie gut sie uns doch tun: liebe Freundinnen an unserer Seite. Egal in welcher Quarksituation wir uns gerade befinden oder vor lauter Bäumen den Wald nicht mehr sehen, ein wohlwollendes und aufmunterndes Gespräch mit einer lieben Freundin ist Balsam für die Seele.

Nutze die Macht der Freundschaft und bleibe in Kontakt mit deinen Freunden – gehe raus aus dem Tunnelblick und zeige deine Emotionen. Umgebe dich mit Menschen, die dir guttun. Ewige Nörgler, Pessimisten, die das Glas nur halb leer sehen, sind gerade in Zeiten des persönlichen Tohuwabohus nicht unbedingt förderlich. Es ist nicht böse gemeint, wenn du auch mal Nein sagst. Ein gesunder Egoismus und Selbstschutz wirken hier Wunder.

Wer gute Freunde hat, kommt leichter durchs Leben!

Und es gibt Menschen im Leben, die steigen in dein Abteil deiner ganz persönlichen Zugfahrt ein, bleiben mit dir sitzen und begleiten dich, oder steigen an der nächsten Haltestelle aus. Manchmal merkst du es auch gar nicht und sie sind auf einmal weg. Dann ist es so, Punkt. Manche wissen vielleicht auch nicht, wie sie dir gegenüber auftreten oder mit der Diagnose umgehen sollen. Daher war es für mich von Anfang an klar, dass ich offen meinen Befund kommuniziere und mein Leben „ganz normal“ weiterlebe. Und dein Gegenüber legt schnell die Irritationen ab – und es ist, als ob nichts wäre.

Ach wie froh und dankbar ich bin, dass es euch gibt! Du bist nicht alleine und dies ist beruhigend zu wissen und auch zu spüren. Egal ob es eine liebe Umarmung, nette Worte oder Unterstützung, eine coole Aktion, ein gemeinsames Gläschen Vino oder sonst was Schönes mit meinen Freundinnen ist – das bindungssteuernde Hormon Oxytocin lässt mein Herz höherschlagen und gibt ein wohliges Gefühl. Besser noch bekannt als Kuschelhormon fördert diese körpereigene Substanz nicht nur unsere sozialen Bindungen und die Genesung, es reduziert auch nachweislich Stress und Angst. Mehrere Fliegen mit einer Klappe.

Auch die vielen herzerfrischenden WhatsApps oder Nachrichten auf allen Social-Media-Kanälen, meine Freundinnen sind wahre Stimmungsbomben. Oder mal schnell den Fahrdienst zur oder von der Klinik organisieren, das Handy glühte förmlich – huch 23 WhatsApp-Nachrichten, keine Seltenheit.

Mein Freundeskreis als wahre Kraftquelle: Egal ob meine Freunde mich zuhause, in der Kur in Bad Tölz oder im Marienhospital besuchten – wir hatten stets einen Mega-Spaß. In Bayern galt es: Krone richten, Dirndl an und die bayerischen Jungs wussten nicht mehr, wie es ihnen geschieht.

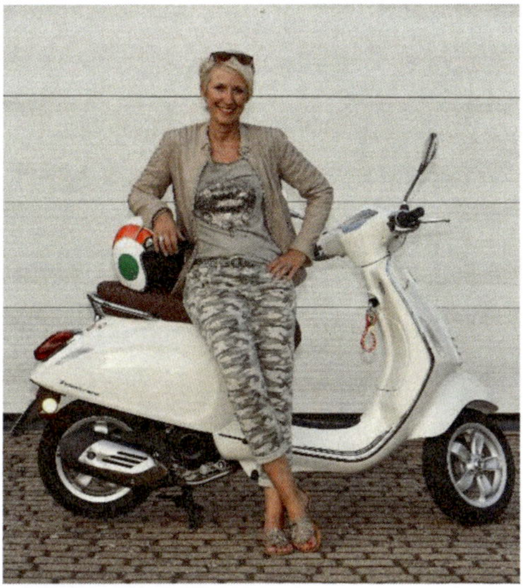

Und die Lebensfreude, ja hierzu gehört auch meine neue Vespa! Wie sagt meine Freundin Sabine immer „geile Scheiße“, wie wahr. Ich wollte kein eMTB, nein, eine italienische Vespa musste her. Beim letzten Cocktail... bestellte ich noch in der Cocktailbar. Und dazu ein Jethelm mit Italien-Flagge, va bene. Wie liebe ich doch Italien, die Italiener oder doch mehr die Südtiroler, egal – la Dolce Vita! Und davon schneide ich mir immer eine Scheibe ab.

Wie wichtig es ist, ein Netzwerk mit lieben Freundinnen, Freunden und Helferlein zu haben und auch die vielen netten Gespräche mit Mitpatientinnen, Ärzten und Schwestern, sind eine Wohltat. Und für einen Witz und Späßchen bin ich allemal ein Garant: Im Krankenhausbistro rief ich der Bedienung zu „bitte das Getränk auf Zimmer 211 anschreiben“. Catwalk auf der

We are Friends – like the branches of a mighty tree
We are Friends – like a lifeboat on a stormy sea
We are Friends – we hold on in community
We are Friends – united in eternity

Frank Frohmann, Kashmir

gynäkologischen Station 4 c/d mit wechselnder Frisur, mal mit Baseballmütze, Sport- bzw. Franzen-Edition oder chic mit Perücke, ich sorgte immer wieder für Verwirrung und ein Schmunzeln. Und als ich die Absolution für ein Bier mit Drehzahl von meinem Chefarzt erhielt, klopfte ich ihm doch glatt auf die Schulter. Meine „Orden-Verleihung war perfekt“, meinte Bettina aus Suite 212.

Zusammenfassung: Kapitel 2

Du kannst den Wind nicht ändern, aber die Segel anders setzen.

Aristoteles

Tipps für ein starkes Selbstbewusstsein:

- Lenke bewusst deine Aufmerksamkeit, denn dorthin fließt deine ganze Energie.
- Besetze deinen Gedankensinn und stelle dir vor, du hast das Gewünschte bereits.
- Nutze die starke Kraft der Dankbarkeit für dich.
- Gehe raus aus dem Selbstmitleid.
- Übe dich in täglicher Gedanken-Hygiene.
- Gebe deine Macht nicht an andere ab.
- So tun als ob, wieso nicht?
- Verbinde dich so oft es geht mit deinem inneren Geistführer.
- Pflege deine Freundschaften.

*****

KAPITEL 3: GEGENWIND, NA UND? DEIN WEG ZU KRAFT UND INNERER STÄRKE

Mit Mentaltraining Berge versetzen

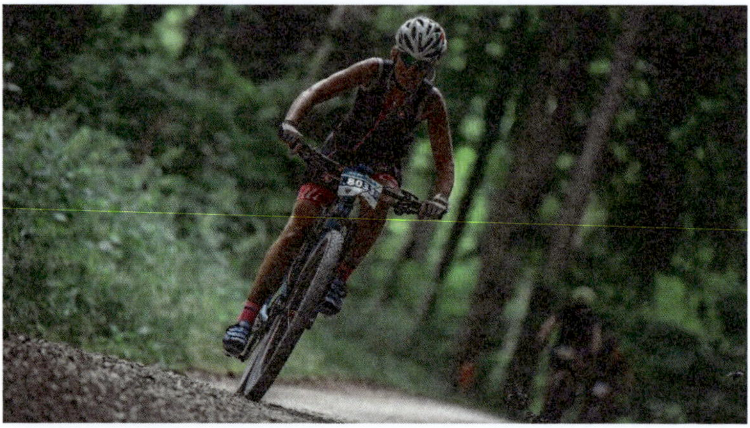

„Hör nie auf zu kämpfen. Gib nie auf. Durch Hartnäckigkeit, den Glauben an dich selbst und unerschütterlichen Willen wird es dir schließlich gelingen, alle Schwierigkeiten zu überwinden."

Dan Jansen

Mit diesem Zitat von Dan Jansen, dem Olympiasieger über 1000 m von 1994, begann ich schon einige meiner Mentalcoaching-Vorträge.

Nicht nur im Sport bedarf es enormer mentaler und emotionaler Stärke, um im entscheidenden Moment sein ganzes Potenzial aufbieten zu können. Nein, auch gerade jetzt, nach der

Diagnose, nach dem anfänglichen Tohuwabohu geht es darum, dass du die Auseinandersetzung mit dir selbst gewinnst. Dass du deine Belastbarkeit erhöhst, gerade wenn die Umstände etwas widriger werden, und du nicht den Kopf in den Sand steckst. Dein Geist, dein Körper und deine Emotionen werden flexibler, widerstandsfähiger und belastbarer.

Im Sport entscheidet zu 70-80 % der Kopf, also die mentalen und psychologischen Faktoren darüber, ob ein Athlet durchweg an seine gesamte Leistungsfähigkeit herankommt und er somit seinen Idealen Leistungszustand steuert. Lasst uns diesen Spitzensportlern über die Schulter schauen – und von ihren hilfreichsten Techniken profitieren.

Die wichtigsten Merkmale mentaler Stärke

- *Sei emotional flexibel.*

Die Fähigkeit, sich auf unerwartete emotionale Veränderungen einzustellen und dabei locker und ausgeglichen zu bleiben und eine möglichst positive Einstellung zu entwickeln, ist für den Erfolg von unschätzbarem Wert.

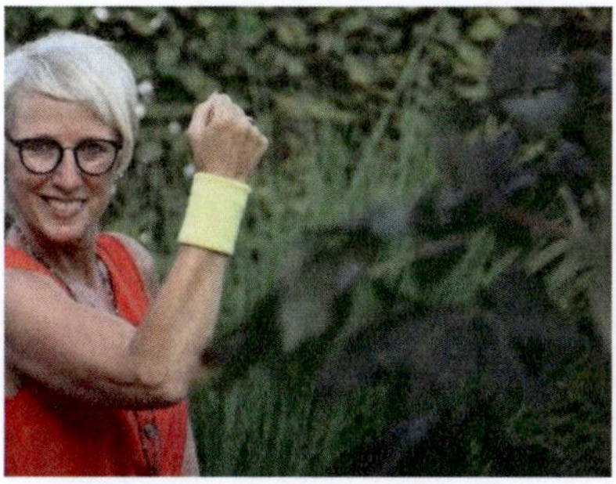

Auch wenn an deinem Klavier einzelne Tasten verstimmt oder defekt sind, der Wohlklang somit beeinträchtigt ist – steige auf eine andere Oktave um oder komponiere gar eine andere Melodie, die ohne diese Tasten auskommt, aber dennoch animiert und harmonisch ist.

- *Sei emotional stark und bleibe widerstandsfähig.*

Entwickele, übe die Fähigkeit ein, der Stärke des Gegners zu widerstehen sowie in aussichtslosen Situationen unbeugsamen Kampfgeist an den Tag zu legen. Übersetzt bedeutet dies, die Diagnose emotional wegzustecken und sofort wieder auf den Beinen zu stehen – **Krone richten und los geht's!**

- Die Situation als emotionale Herausforderung betrachten.
- Kein Jammern, reiße dich so gut es geht zusammen (lasse aber auch Tage und Momente des Schwachseins zu, auch das ist o.k.)
- Halte durch und mobilisiere neue Kräfte.
- Anstatt Hilflosigkeit zu empfinden, gewinne Ruhe und Zuversicht.

Diese mentale Stärke ist erlern- und trainierbar. Es ist die Auseinandersetzung mit dir selbst, denn das größte Hindernis zwischen dir und deinem Ziel bist du selbst!

Und los geht's: Das Mentaltraining soll dir Selbstvertrauen, Entschlossenheit, eine positive Einstellung, Durchhaltevermögen und Energie geben, und obendrein mit Spaß und Lebensfreude verbunden sein.

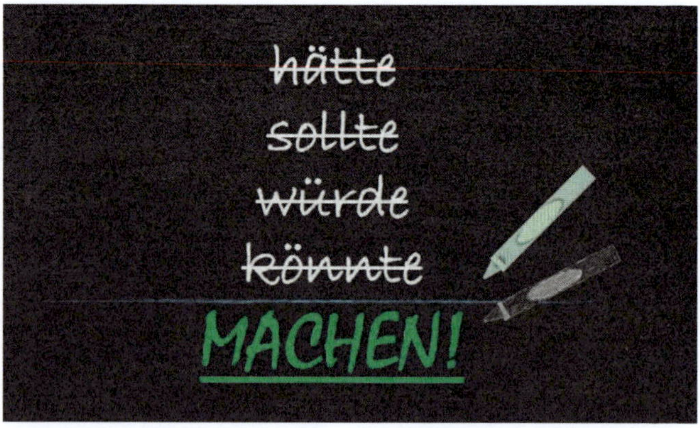

ÜBUNG: WIE DU MENTAL STARK WIRST

Stärke dein Selbstvertrauen.

Die Diagnose, eine Lebenskrise etc. ist für alle erst einmal ein Stressereignis, das einen emotional stark belastet. Wenn man jedoch daran glaubt, die Situation kontrollieren zu können und sie als zeitlich begrenzt sieht, ist die Belastung deutlich weniger groß. Für mich war klar: die Akutbehandlung geht vorbei, die Haare werden wieder sprießen und meine Heilung ist in vollem Gange.

Die Überzeugung, dass ich meine eigenen Lebensumstände positiv beeinflussen kann, ich keine Marionette des Schicksals bin und ich die Fäden selbst in der Hand halte, geben mir Selbstvertrauen und Selbstbewusstsein.

Raus aus der vermeintlichen Opferrolle.

Werde aktiv und verlasse die Opferrolle, da ein Verharren noch zusätzlich schwächt. Besser ist es, eine Bestandsaufnahme der Situation zu machen: Worin liegt die Herausforderung? Wie groß ist die Belastung? Welche Handlungsmöglichkeiten habe ich?

Und dann: konzentriere dich auf das, was du selbst verändern kannst. Ergreife die Initiative und lasse dich nicht vom Geschehen lähmen.

Sei energiegeladen und handlungsbereit.

Du musst nicht gleich zur *Miss-Duracell* mutieren (so nennt mich neckisch ein Freund), denn zwischen den Behandlungen gibt es Tage, an denen die eigene Batterie auch mal auf halbem Ladestand ist, akzeptiere es einfach, es ist o.k. Sobald du aber merkst, dass es wieder aufwärts geht, trotze deiner Erschöpfung: motiviere dich selbst! Gehe deine geplanten Dinge moderat, aber konsequent an. Eine To-do-Liste habe ich schon längst verbannt, meine Aufstellung der zu erledigenden Dinge bekam seit der Diagnose den Titel „Denk-dran-Liste". Jede abgehakte Aktivität gibt einem ein Gefühl der Erleichterung. Aber achte darauf, dass deine Liste nicht zu lange wird.

Fokussiere dich.

Sei mental hellwach und stimme dich auf das ein, was für dich wichtig ist und schalte alles ab, was unwichtig ist, egal ob du unter Druck stehst oder nicht. Hierzu gehört auch mal ein nicht böse gemeintes „nein, geht gerade nicht", das wird jeder verstehen.

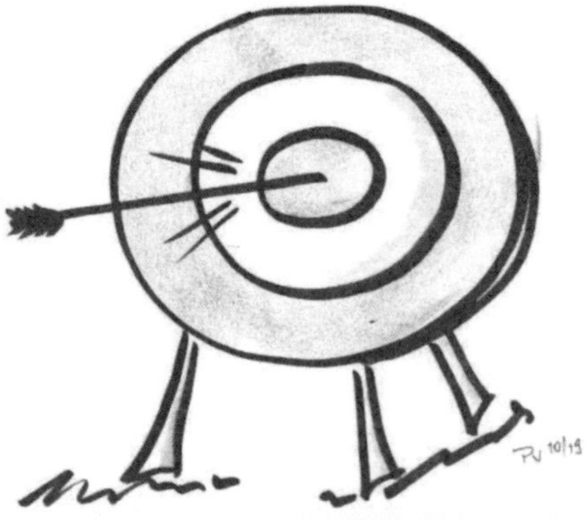

Übungen und Tipps 13: Wie du mental stark wirst

Ein schönes Feedback eines lieben Freundes:

Hey meine Liebe,
Das freut mich seeeehr für Dich .... dickes Kompliment an dein Ego.
Ich finde es fantastisch, dass Du so schnell geschaltet hast und Dich nicht in diesen Strudel der Hilflosigkeit fallen lassen hast... viele vergessen sich dabei komplett und liefern sich zur Schlachtbank aus.
Du hast einen Weg für Dich gefunden, der Dich aber noch Dich sein lässt und mit dem Du gut leben kannst!
Mir scheint es so dass Du erstens als anderer Mensch aus dieser Grenzerfahrung raus gehst und dass du Dich neu gefunden hast! Mit so viel Power, die Du versprühst kann das noch sehr viel Gutes hervorbringen und Dich noch stärker werden lassen!!!
Ich freue mich sehr für Dich und genieße es in vollen Zügen, denn Du und nur Du bist der Motor dafür.

Wie wahr und wunderschön formuliert – vielen herzlichen Dank dafür!

Entschleunigung – einfach mal nur sein

Meine letztjährige Girlsbikeaction Frauen-Challenge betitelte ich noch mit „von Null auf Marathon“, für Mountainbike-Einsteigerinnen, die sich gleich an einen MTB-Marathon wagten. Nun hieß mein Motto „Von Vollgas auf Schongang“. Ja, Gas raus und rein in die Entschleunigung. Wie schwer mir dies anfangs fiel merkte ich, solange mein Planer noch vollgespickt war mit Terminen, To-do-Listen, Papierkram, gefüllten Wiedervorlagemappen – und mein Gedankenkarussell bei der täglichen Meditation nicht zu beruhigen war.

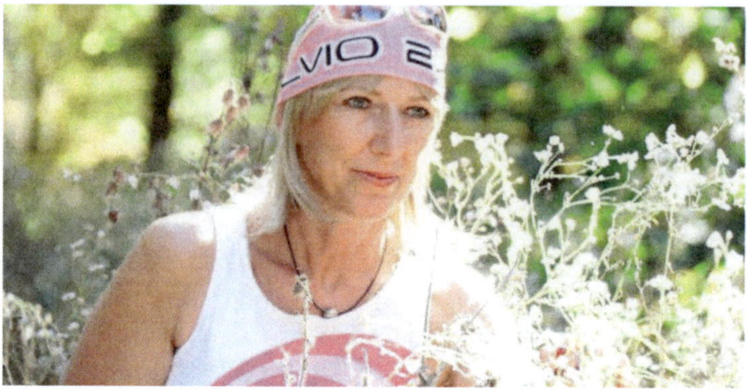

Lerne, Kontakt zu der Stille in dir aufzunehmen, und erkenne, dass alles im Leben einen Sinn hat.

Elisabeth Kübler-Ross

Gib dir und deinem Körper Zeit

Jeder Sportler kennt sie, die Superkompensation, bei der wir unserem Körper nach einem Trainingsreiz und der einhergehenden Ermüdung erst mal eine gewisse Zeit Erholung gönnen. Diese Regenerationsphase ist so wichtig für eine Leistungssteigerung, aber irgendwie vergaß ich die vergangenen Jahre, diese Komponente auch in mein Berufs- und Alltagsleben einzubauen. Nun aber war die Reißleine gezogen, was sollte mich daran hindern? Ein Maßnahmen-Plan musste also her.

ÜBUNG: BEGINNE MIT DEINER ENTSCHLEUNIGUNG – VON VOLLGAS AUF SCHONGANG

Ein Maßnahmenkatalog als Orientierung und Ideensammlung für dich. Schaue einfach was dir davon zusagt und wähle für dich selbst das Richtige.

- **Einführung „Petra-Tag"**: Ein Tag pro Woche ohne Termine und Verabredungen, ohne irgendwelche Verpflichtungen.
- **Einführung von festen offline-Zeiten** bis hin zum handyfreien Tag (ja, der fiel mir anfangs tatsächlich am schwersten, aber wie befreiend es sein kann, mal wirklich 24h ohne Handy zu sein, probiere es selbst aus). Somit lade ich meine „mentale Batterie" auf, anstatt mein Mobiltelefon.
- **Weg mit der Tageszeitung** und schon gar keine Traueranzeigen mehr lesen (und der Fernseher, da weiß ich kaum noch, wie der anzuschalten ist). Wenn ich Informationen oder die News lesen möchte, recherchiere ich gezielt und mit weitaus weniger Zeitaufwand. Ich belaste mich somit auch nicht unnötig mit all den Negativschlagzeilen. Meine Gedanken, meine Energie möchte ich auf die schönen und positiven Dinge richten. Dies tut mir gerade in dieser Zeit viel besser.

- **Täglich 1-2 Stunden Zeit in der Stille verbringen**, sei es bei einsamen Spaziergängen im Wald oder auf meiner Sitzbank am Waldrand. Kein Radiohören, nichts. Vollkommen alleine sein mit deinen Gedanken, wie sehr dadurch der Geist und Körper erfrischt wird und der Stresspegel sinkt, eine reine Wohltat. Und obendrein regt die Ruhe die Entwicklung der Hirnzellen an, insbesondere das Erinnerungsvermögen der Sinneswahrnehmungen.
- Aus meiner „To-do-Liste" wurde eine „**Denk-dran-Liste**" und schon habe ich mir den selbstgemachten inneren Druck beseitigt.
- **Mein morgendliches Ritual**: 15-30 Minuten Meditation und 10 Sonnengrüße aus dem Yoga, zur Aktivierung und Belebung von Körper, Geist und Seele sowie liebevoller Umgang mit mir und meinem Körper. Ich gönne mir wertvolle Öle und Cremes und nehme mir endlich die Zeit, mich ganz auf mich zu konzentrieren, ohne Hektik und Pendlerstress. Und ohne Handy oder sonstiger Technik.
- **Geändertes Zeitmanagement:** Ich verplane ab sofort nur noch 50-80 % des Tages, packe einfach weniger in den Tag und schaffe mir somit Freiraum für mich.

Übungen und Tipps 14: Beginne mit deiner Entschleunigung

Ja, das Leben kann so schön sein und manchmal stelle ich mir die berechtigte Frage: Wieso braucht es erst eine derartige Reißleine, um richtig wachgerüttelt zu werden? Der Ansatz war ja bereits da, keimte bereits in mir, aber nun war sie da, die beste Zeit meines Lebens! Und der Fokus ist nun ausschließlich auf mich gerichtet, meiner Heilung und Genesung. Alles was mir gut tut. Und dies ist gut so.

Innerer und äußerer Druck: Zeige ihnen die kalte Schulter

Die Diagnose, das anfängliche Tohuwabohu und eine gewisse Orientierungslosigkeit waren Stress pur. Ich las in unzähligen Fach- und Gesundheitsbüchern, markierte die Seiten schön bunt, schrieb mir Zusammenfassungen, mein Cortisolspiegel stieg und stieg. Eine wahrhaftige Odyssee im Selbsthilfekosmos.

Über meine Mentaltechniken, insbesondere die Atmung, meinen Fokus auf das Wesentliche gerichtet und ein interessantes Gespräch mit Stephan, den ich durch meine liebe Freundin Conny kennenlernen durfte, erwies sich die ursprüngliche Belastung für mich auf einmal als kontrollierbar und bewältigbar. Ich spürte die riesige Herausforderung, die Zuversicht und mein

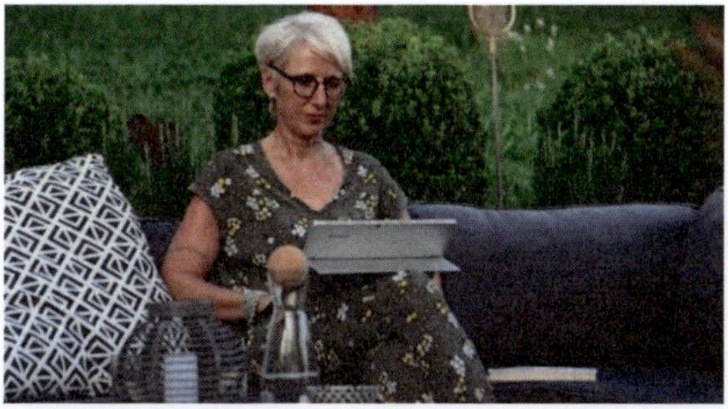

Mut, mein Wille und die Neugier wurde immer größer. Ja, ein richtiger Wissensdurst entstand – und sofort die Idee, ein Buch als Mutmacher für alle in einer ähnlichen Situation zu schreiben. Es diente mir aber auch als Verarbeitung des Erlebten.

Die anfangs vermeintliche Sackgasse löste sich auf und ganz neue Wege eröffneten sich für mich – den ursprünglichen Stress konnte ich somit über meinen Verstand regeln.

Eine weitere häufige Ursache für unkontrollierbaren Stress ist der Druck, den wir uns selbst machen, sei es innerlich oder äußerlich.

Druck ist etwas, was wir uns selbst auferlegen.

Innerer Druck – erkenne deine Stressoren

Wir kennen es nur zu gut: Die Messlatte, die wir uns selbst auferlegen – sei es mit Perfektionismus, mit etlichen Terminabsprachen, mit Freizeitstress, hier mal noch eine Radeinheit, schnell was erledigen und dabei noch gleichzeitig dies und das koordinieren... puh! Gas raus!

Das Schöne dabei: Jeder kann auf diesen inneren Druck selbst einwirken und manchmal hilft es auch, wenn dir liebe Freunde wohlwollend aufzeigen, wie sehr man doch selbst in seinem eigenen Hamsterrädchen gefangen ist.

Für mich galt es meine aktuellen Stressoren zu erkennen und Schritt für Schritt zu eliminieren oder meine Einstellung dazu zu ändern.

Äußerer Druck – Überprüfe die Erwartungen anderer

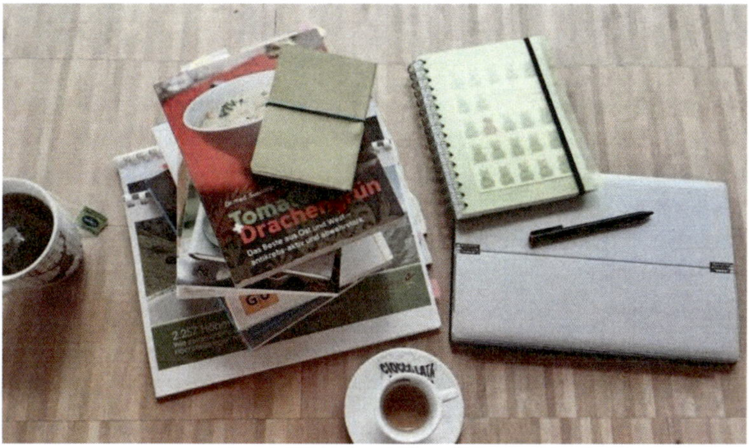

Natürlich fühlen wir uns unserer Familie, unserem persönlichen Umfeld verpflichtet, die für uns da sind und uns lieben, das soll auch so sein. Es gibt unzählige offene und versteckte, selten konkret ausgesprochene Bedürfnisse und Erwartungen anderer. Sobald gegen sie verstoßen wird, gestaltet sich die Auseinandersetzung oft emotional und raubt dir unnötig Kraft und Energie.

Lass nicht mehr länger zu, dass falsche oder auch überzogene Erwartungen der anderen an dich, dein Stresspegel steigen lässt. Durchleuchte auch diese angeblichen Verpflichtungen und werfe alte Normen über Board.

Stelle dir z.B. folgende Fragen:

- Was genau erwartet die andere Person (z.B. Partner, Eltern, Kinder, Freunde, Chef/Arbeitgeber) von mir?
- Sind diese Erwartungen realistisch für mich und angemessen?
- Wer zwingt mich zu etwas oder verbietet mir gar etwas?

- Fühle ich mich überhaupt gezwungen, irgendetwas Bestimmtes zu tun?

Sei mutig, ihnen mit Selbstbewusstsein entgegenzutreten und bemühe dich um klare förderliche Absprachen. Sie werden dir guttun.

ÜBUNG: ERKENNE UND BEHERRSCHE DEINE STRESSOREN

Schreibe dir ein paar Tage lang alles auf, was dich unter Druck setzt und dich stresst: seien es Situationen, Menschen, Verpflichtungen, Absprachen, egal lasse deinen Gedanken freien Lauf.

Bewerte nun deine erkannten Stressoren nach Schulnoten von 1-6:

Note 1 = „überhaupt nicht stressig“,
Note 3 = „etwas zu stressig“,
Note 6 = „enorm stressig“

und setze den Rotstift für dich an. Überdenke insbesondere die Stressauslöser, die dir am meisten zu schaffen machen und suche nach Lösungen, damit du diese eliminieren kannst.

Übungen und Tipps 15: Erkenne und beherrsche deine Stressoren

Meine Stressoren	Note 1-6

Mein Rotstift setzte ich erst mal bei Terminabsprachen und meinen Freizeitaktivitäten an: Es müssen nicht immer Radeinheiten mit Tracking-Aufzeichnung sein, ein Kaffee beim Einkauf um 10.00 Uhr, Punkt 12.30 Uhr gibt es das Mittagessen, nein, Entschleunigung ist angesagt. Alle Fitness-Apps wurden erst einmal gelöscht (auch dank meines Speicherproblems auf dem Handy) und Terminvereinbarungen entzerrt. Aber auch gelegentliche Absagen, ein nicht böse gemeintes „Nein, geht leider nicht“ – alle haben dafür Verständnis.

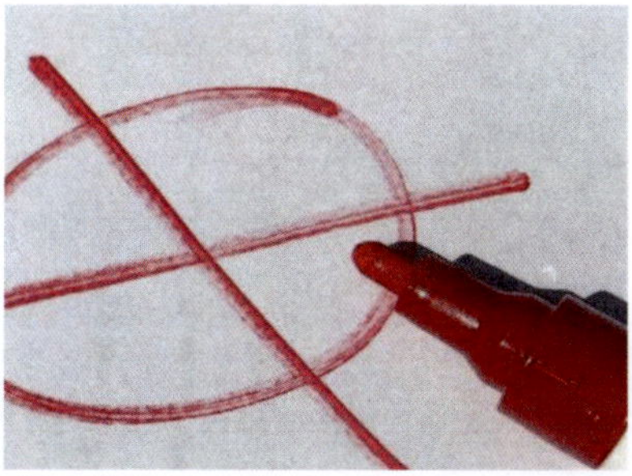

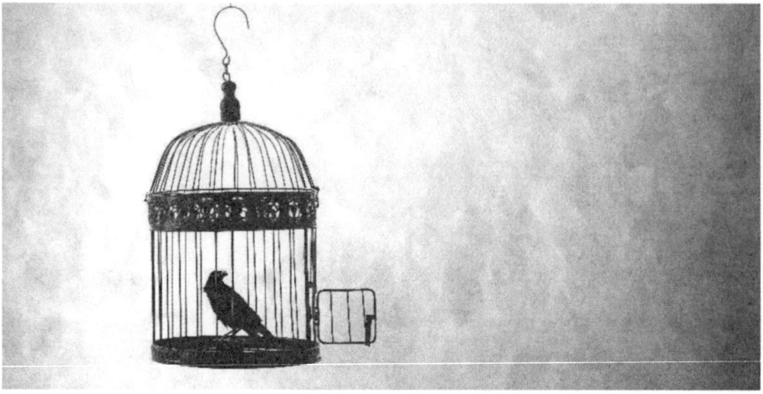

Wer kennt es nicht, dieses flaue Gefühl im Magen, die Anspannung, diese plötzliche Nervosität, wenn wir eine vermeintliche Gefahr oder etwas Unangenehmes erwarten? Die Anlässe sind so bunt wie ein Blumenstrauß: das bevorstehende Personalgespräch, Angst vor einer Prüfung oder Rede vor einem Publikum, Versagensängste, bis hin zu Existenzängsten. Aber auch Ängste vor Untersuchungen, medizinischen Behandlungen, einer anstehenden OP und auch nicht zu verdrängen, die Todesangst.

Werfen wir zuerst einen Blick auf die neurobiologischen Hintergründe der Angst und Furcht, die mich auch im Mentalcoaching beschäftigen:

Woher kommen Angst und Furcht und wie gehen wir damit um?

Ängste werden weitestgehend durch unsere eigenen Gedanken erzeugt. Die Bedrohung entsteht durch unsere Projektion eines zukünftigen Ereignisses im Kopf, das meistens nicht eintritt. Es ist also nicht real, sondern wir erzeugen es selbst, durch unsere Bewertungs- und Denkmuster. Wenn es aber nur Gedanken sind, dann können wir daran etwas ändern. 90 % unserer Befürchtungen finden schließlich nur in unserem Denken statt, aber nie wirklich. Trotzdem fühlt sich Angst immer real an. Angst ist aber nur ein Scheinzustand.

Evolutionsgeschichtlich betrachtet, bereitet Angst uns auf eine Gefahr vor. Früher reagierte man mit Flucht oder Kampf auf einen Säbelzahntiger. Heute kämpfen wir, mit ganz anderen Themen und sei es nur die Angst vor dem nächsten Laborergebnis. Die Angst dauert grundsätzlich viel länger an, ist aber weniger stark ausgeprägt in ihrer körperlichen Reaktion, es kommt zur Ausschüttung von Adrenalin und Noradrenalin.

Fürchten wir uns dagegen vor etwas, dann tritt eine starke emotionale Reaktion auf die wahrgenommene, tatsächlich vorhandene Bedrohung auf. Furcht hat also einen konkreten und bekannten Auslöser (z.B. der Anblick einer Giftschlange). Die Furchtreaktionen sind daher auch meistens sehr intensiv, die Erregung sehr stark. Die Furcht geht mit einer Alarmreaktion einher. Sobald die Bedrohung vorbei ist, klingt die Furchtreaktion auch schnell wieder ab. Wichtig ist es, am konkreten Auslöser anzusetzen. Am Beispiel der Giftschlage würde dies bedeuten, entferne dich von der vermeintlichen Gefahrensituation und weiche der Schlange einfach aus.

Übertragen bedeutete dies für mich: beim 6. und letzten Cocktail würde es keinen erneuten allergischen Schock geben, denn alle vorausgegangenen Cocktails verliefen komplikationslos. Es waren gelungene Erfahrungen (wie wir es im Sportmentalcoaching nennen), also würde es auch bei der letzten Cocktail-

Gabe gelingen, wieso nicht? Die Ärztin reagiert richtig und schnell, routinemäßig, also wovor sollte ich mich fürchten?

Einen größeren Brocken zu tragen galt es, als ich vor der ersten Hauptuntersuchung stand. Die Mammographie, ein zusätzliches Screening der Lunge und weitere Untersuchungen sollten Klarheit darüber verschaffen, wie sich der Gesundheitszustand nach der Akutbehandlung nach gut einem Jahr entwickelt hatte. Du beobachtest deinen Körper, jedes Zipperlein auf einmal mit ganz anderen Augen, bist vorsichtig, wenn nicht gar übervorsichtig und zerbrichst dir oft den Kopf, für nichts. So erging es auch mir, sodass ich meinen ganzen Werkzeugkoffer an Mentaltechniken hervorholen musste.

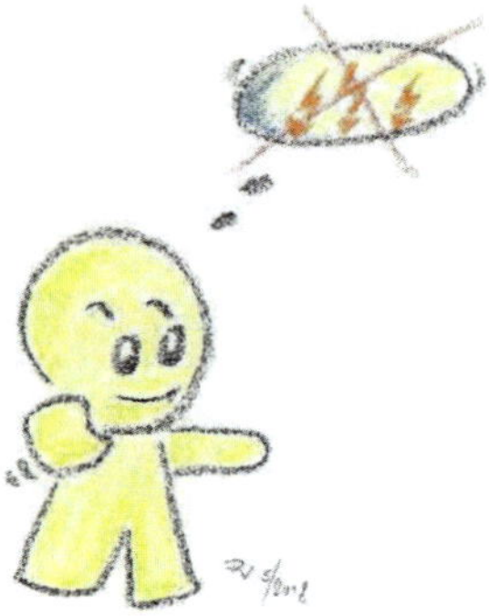

Besonders half mir die ***Museums-Technik*** aus meiner NLP (Neurolinguistische Programmierung) Masterausbildung, die ich für mich abgewandelt wie folgt umsetzte:

TIPP: MUSEUMS-TECHNIK ZUR ANGSTBEWÄLTIGUNG

Ich stellte mir vor, dass ich meine Angst vor dem Rezidiv (Rückfall) in einen riesigen Betonklotz einzementierte, diesen Block mit einem großen LKW zu einem nahegelegenen Stausee transportierte und dort an der tiefsten Stelle des Sees versenkte.

Darauf wurde noch eine ordentliche Ladung Kieselsteine abgeladen, damit ich den Betonklotz ja nicht mehr gedanklich sehen und visualisieren konnte. Immer wenn die Ängste erneut aufkeimen wollten, dachte ich an diese Stelle am See und betrachtete die ruhige Oberfläche des Wasserspiegels. Mein Betonklotz war versenkt, weg und gut ist.

Übungen und Tipps 16: Museums-Technik zur Angstbewältigung

Gerne möchte ich dir weitere mentale Techniken an die Hand geben. Probiere sie aus und finde für dich die beste Strategie, mit der es sich gut für dich anfühlt. Wenn dich deine Ängste jedoch zu sehr lähmen, du deinem Angsthasen nicht davonlaufen kannst, empfehle ich dir professionelle Hilfe aufzusuchen und anzunehmen.

TIPPS: MENTALE STRATEGIEN ZUR ANGSTBE-WÄLTIGUNG

Gedankenstopp.

Und wieder geht es um die Macht der Gedanken. Sobald wir uns nur noch mit der angstmachenden Situation beschäftigen, steigern wir uns immer weiter hinein und können unser Gedankenkarussell nicht mehr stoppen. Wir geben unserer Angst Energie, sobald wir uns nur noch mit Sorgen und Befürchtungen beschäftigen.

Stopp! Nimm deine Befürchtungen zur Kenntnis und hinterfrage sie. Befreie deinen Kopf von negativen und angsteinflößenden Gedanken. Gelingt es dir bei der Überprüfung der Situation, die vermeintliche Bedrohung zu entkräften, dann lösen sich deine Blockaden auf und du fühlst dich nicht als Opfer.

Atme, Atme, Atme.

Sobald du dich in einem Angstzustand befindest, einhergehend mit jeglicher Form der Anspannung, versuche bewusst und tief zu atmen. Konzentriere dich für mindestens fünf Minute nur darauf, ein- und auszuatmen. Danach wirst du spüren, dass du wieder klarer denken kannst und sich deine Angstgefühle oft relativieren oder gar verschwinden.

Raus in die Natur und bewege dich.

Um das Adrenalin in unserem Körper wieder abbauen zu können, schwören manche auf tägliches Joggen, damit der

Pegel nicht steigt und zu den genannten unangenehmen Gefühlen und Körperreaktionen führt wie z.B. ein flauer Magen.

Auch ein flotter Spaziergang an der frischen Luft, am besten im Wald, hilft deinem Körper in Balance zu kommen und du kannst Körper und Geist entspannen, indem du deinen Adrenalinspiegel senkst.

Affirmationsstrategie.

So wie du durch deine eigene Gedankenwelt unbewusst Angst erschaffst, so kannst du auch bewusst inneren Frieden herbeiführen. Wir stellen uns etwas vor, das noch gar nicht passiert ist und machen uns Sorgen. Diese Interpretation der Situation basiert auf unseren unbewussten negativen Glaubensmustern und beunruhigt uns somit. Lenke deine Gedanken auf Mut machende Affirmationen und spreche dir z.B. vor „Ich bin beschützt", „Ich werde geheilt", „Ich bin gesund".

Und noch ein Tipp: Ausreichend Schlaf!

Wir brauchen ihn täglich: ausreichend Schlaf. Waren es früher durchschnittlich 10 Stunden, sind es heute nur sechs bis sieben Stunden Schlaf, mit sinkender Tendenz. Dadurch fehlen unserem Körper und der Seele wichtige Zeiten für Reparaturprozesse. Gute Nacht!

Übungen und Tipps 17: Mentale Strategien zur Angstbewältigung

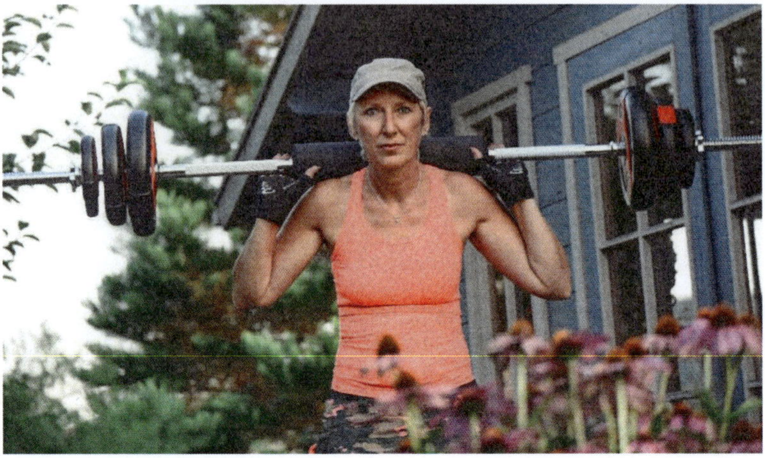

„Was? Du wilde Henn!" – meinte Susi, meine österreichische Freundin, die sich schon lange über nichts mehr wundert, wenn sie wieder mal eine WhatsApp von mir erhält. Ja, ich legte einfach die Messlatte etwas niedriger und neben den ganzen Citybikes auf dem Isarradweg in Bad Tölz, war ich mit meinem Carbon-29er Mountainbike und meinem rasanten Fahrstil wahrhaftig eine richtige Rennmaus. Wie gut das tut.

Von Turbo auf Eco nicht nur beim eMTB, Hauptsache man treibt Sport und lässt sich nicht hängen. Und wie wichtig sportliche Betätigungen bei Krisen und meiner Diagnose sind, zeigen abermals aktuelle Studien und wissenschaftliche Veröffentlichungen. Jede Art von körperlicher Bewegung wirkt sich positiv auf unseren Körper aus und pusht unser Immunsystem, unterstützt Entgiftungsvorgänge, gibt uns emotionale Stabilität und fördert unser Selbstbewusstsein.

Während der gesamten Akutbehandlung gab es für mich kaum einen Tag, an dem ich mich nicht aktiv betätigte. Sei es ein moderater Spaziergang, eine zügige Nordic Walking-Einheit im Wald, ein kleines Workout mit Lang- und Kurzhanteln oder einfach Übungen mit meinem eigenen Körpergewicht.

Keine Sorge, wir müssen keine Höchstleistungen bringen, noch an unser bisheriges Leistungsniveau anknüpfen. Auch Frauen unter uns, die bisher nur wenig sportliche Aktivitäten in ihren Alltag eingebaut haben, können aufatmen. Aber wichtig ist, dass wir regelmäßig Sport treiben und uns bewegen! Dazwischen wird es immer wieder Tage geben, an denen die Nebenwirkungen der Medikamente an einem nagen oder der innere Schweinehund nicht will, aber auch dies ist okay und muss einfach akzeptiert werden. Nach Regen folgt immer wieder Sonnenschein.

TIPP: EIN DOPAMIN-RAUSCH WIRKT WUNDER

Und schon sind wir beim Dopamin und den körpereigenen Opioiden: Sobald wir die Verantwortung für unsere eigene Situation wieder übernehmen, raus aus der Opferrolle schlüpfen und aktiv werden, belohnt uns unser Gehirn mit der Ausschüttung des Glückshormons und den Endorphinen.

Dopamin strömt durch unseren Körper, sobald uns etwas gelingt, wir durchhalten, wenn etwas gut für uns ist oder besser ausfällt, als erwartet. Es gibt nichts Schöneres, als von einer lockeren Nordic-Walking-Einheit wieder nachhause kommen, eine chillige Radausfahrt mit einer Freundin absolviert zu haben oder gleich mit einer ganzen Mädels-Mannschaft das Timmelsjoch per Rennrad zu erklimmen.

OK, diesmal war ich Chefin im Begleitfahrzeug und wie froh die Mädels von Girlsbikeaction darüber waren, sah man ihren fröhlichen und glücklichen Gesichtern an, wir waren alle förmlich im Dopamin- und Höhenrausch!

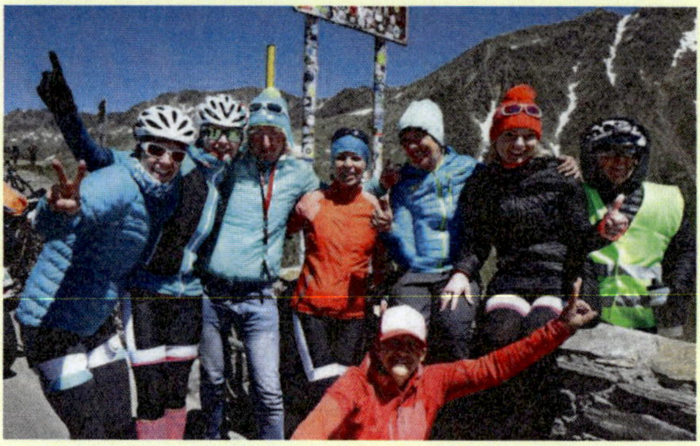

Übungen und Tipps 18: Ein Dopamin-Rausch wirkt wunder

Mein Trainingsplan

Das moderate Kraft- und Ausdauertraining während der Akutbehandlung soll als Anregung dienen, sollte aber gegebenenfalls mit dem behandelnden Arzt und nach körperlichem Befinden durchgeführt werden. Hört am besten in euch rein – aber auf jeden Fall: Runter von der Couch!

Der richtige Puls:

Trainiert wird im aeroben Bereich, das heißt, dass während des Trainings genügend Sauerstoff aufgenommen wird, um die Aktivität über einen langen Zeitraum durchzuhalten. Solange du also in der Lage bist, dich während der Belastung zu unterhalten, befindest du dich im aeroben Bereich.

Zu empfehlen ist der Einsatz eines Pulsmessers. Dein Maximalpuls errechnest du vereinfacht nach der Faustformel:

Maximalpuls = 220 minus Lebensalter

Der optimale Trainingspuls liegt im Bereich 60 bis 75 Prozent deines jeweiligen Maximalpulses.

Beispiel: Die 50-jährigen unter uns sollten also ein Maximalpuls von 170 Schlägen pro Minute grundsätzlich nicht überschreiten. Die optimale Trainingsfrequenz liegt folglich bei 102 bis 128 Herzschlägen pro Minute.

Ausdauertraining (A):

Ideal ist ein sanftes Grundlagenausdauertraining im aeroben Bereich – Nordic Walking, Radfahren und Wandern sind fast jederzeit machbar. Die Bewegungseinheiten kannst du auf 3-4 Mal/Woche mit einer Dauer von 45-60 Minuten/Einheit verteilen.

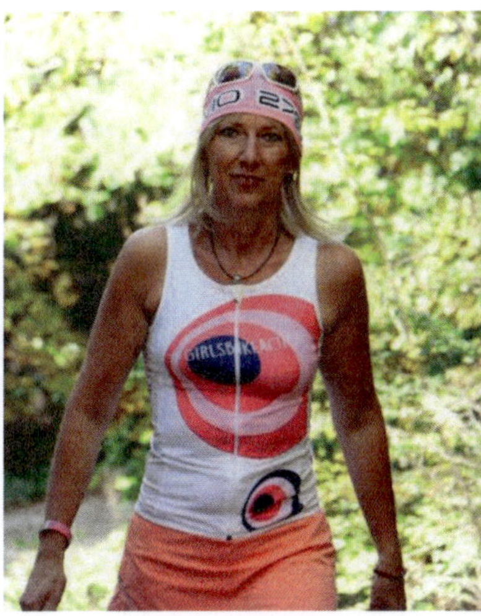

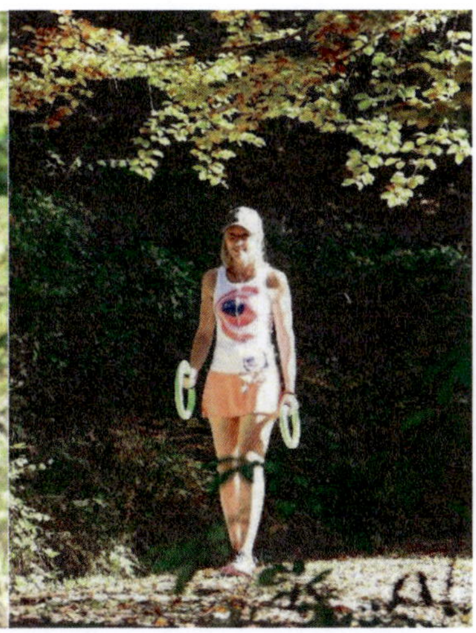

Krafttraining (K):

Um die Muskulatur zu kräftigen und dem Muskelabbau entgegenzuwirken, baute ich 1-3 Krafttrainingseinheiten pro Woche (mittlere Intensität) ein mit einer Dauer von mindestens 20 Minuten. Dabei wählte ich Übungen mit oder ohne Geräte für zuhause oder führte sie im Garten durch. Auch kräftigende Yoga-Übungen kamen immer wieder zum Einsatz und sorgten für Abwechslung bei meinen Trainingseinheiten. Ideal ist der Einsatz von Thera-Bändern, die es in unterschiedlichen Widerstandsstufen gibt (z.B. gelb = leicht, rot = mittelstark, grün = stark). Probiere einfach aus, welche Stärke dir am besten zusagt und toll ist, dass das Band in jede Handtasche passt und dich überall hinbegleiten kann – also mit Ausreden wird es somit schwierig.

Die Workouts beinhalteten jeweils ca. 5 bis 10 Übungen mit jeweils 2 bis 3 Sätzen (je 10 bis 15 Wiederholungen). Konzentriere dich darauf, die Bewegungen langsam, fließend und kontrolliert auszuführen. Alles klar? Keine Sorge – hier zur Orientierung mein Trainingsplan (vereinfacht):

Krafttraining (K):

5 -10 Min. Aufwärmen und Mobilisation (z.B. auf der Stelle traben, lockere Hampelmänner, Arm-, Schulter- und Hüftkreisen)

Workout: 5-10 Übungen | 2 bis 3 Sätze | jeweils 10 bis 15 Wiederholungen | 10 Sek. Pause zwischen jeder Wiederholung

	Montag	Dienstag	Mittwoch	Donnerstag	Freitag	Samstag	Sonntag
Woche 1-5	K	A 30-45 Min. walken	Ruhetag	A 30-45 Min. walken	K	A 30-45 Min. walken	A 30-45 Min. walken
Woche 6-10	K	A 45-60 Min. walken	Ruhetag	A 45-60 Min. walken	K	A 45-60 Min. walken	K oder A 45-60 Min. walken
Woche 11-16	K	A 60 Min. walken mit wechselndem Tempo	Ruhetag	A 60 Min. walken mit wechselndem Tempo	K	A 50-60 Min. walken	A 60-70 Min. walken

Übungen und Tipps 19: Trainingsplan für Zuhause

Erklärung: K = Krafttraining, A = Ausdauertraining

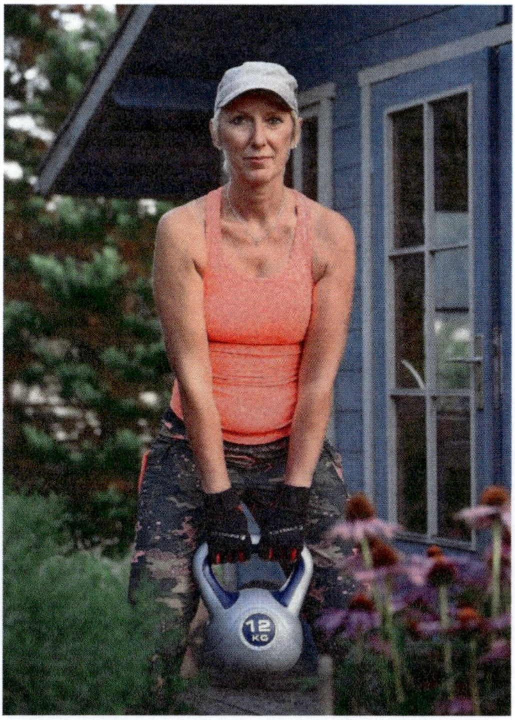

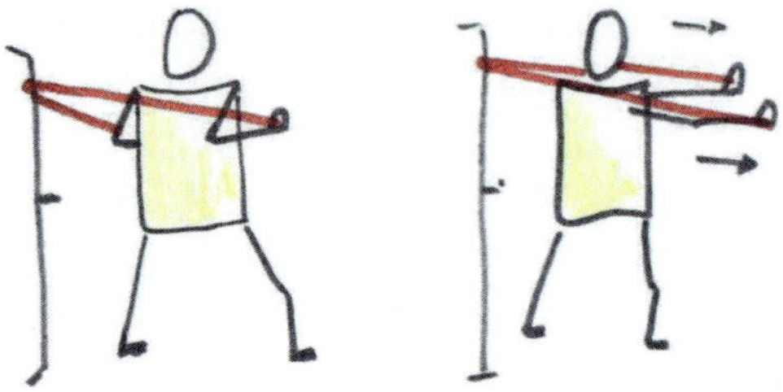

Brustkräftigung.

- Thera-Band auf Brusthöhe befestigen.
- Schrittstellung.
- Band wird mit gebeugten Armen gehalten.
- Beide Arme werden gleichzeitig schräg nach vorne gestreckt und wieder gebeugt.

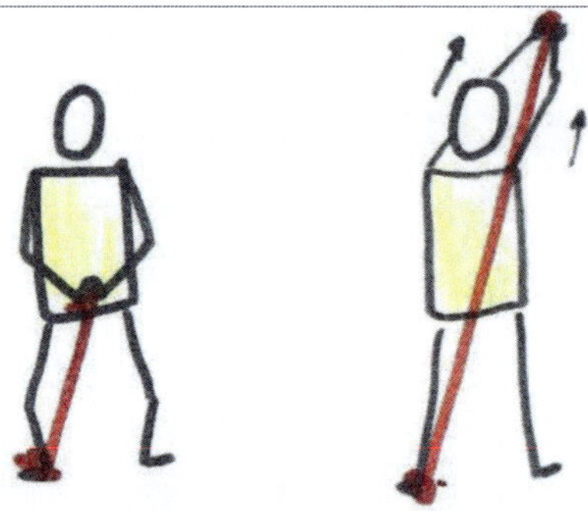

Ganzkörperkräftigung.

- Thera-Band um Fuß wickeln und fixieren.
- Leicht gegrätschter Stand, Oberkörper nach vorne gebeugt.
- Ein Ende des Bandes mit beiden Händen umfassen (Kniehöhe).
- Band langsam zur entgegengesetzten Seite nach oben und hinten führen. Wieder zurück in Ausgangsstellung.

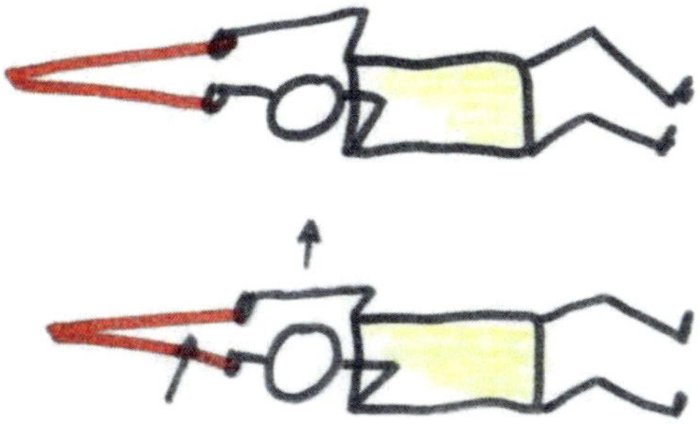

Bauchtraining (Crunch).

- Thera-Band bodennah fixieren.
- Ellenbogen im rechten Winkel beugen, Unterarme parallel zum Boden. Hände auf Augenhöhe über dem Kopf.
- Knie gebeugt, Füße aufstellen.
- Bauchmuskeln anspannen und Rumpf so hoch es geht vom Boden abheben.
- Zurück zur Ausgangsposition. Bewegung so schnell wie möglich ausführen (impulsartig).

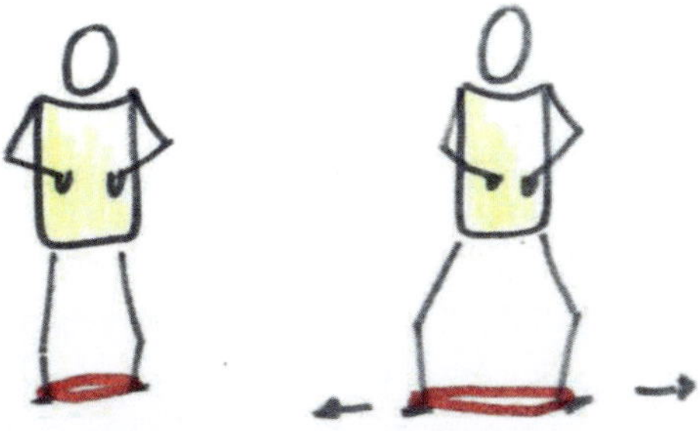

Beinkräftigung (Adduktoren).

- Thera-Band zusammenknoten und mit beiden Beinen reinsteigen. Hüftbreiter Stand.
- Band ist knapp über den Sprunggelenken.
- Gerader Stand, Hände in die Hüften.
- Knie leicht gebeugt, Rücken gerade!

- Mit rechtem Fuß Riesenschritt zur Seite machen, dann mit linkem Fuß ebenfalls Schritt nach rechts (wieder hüftbreiter Stand).
- Band immer unter Spannung halten.
- Dann mit dem linken Fuß Riesenschritt nach links und rechter Fuß ebenfalls Schritt nach links. Zurück in die Ausgangsposition (= eine Wiederholung).

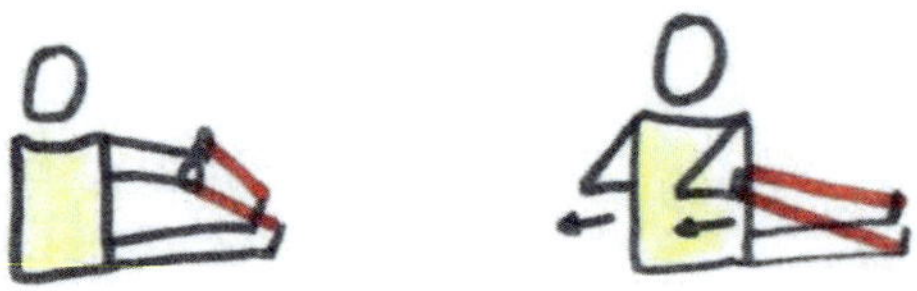

Rückentraining (Rudern).
- Mit gestreckten Beinen auf Boden sitzen.
- Thera-Band um die Fußsohlen schlingen.
- Band mit ausgestreckten Armen in jeder Hand halten, Schultern straffen.
- Ellbogen dicht am Körper halten und nach hinten ziehen, Schulterblätter zusammenführen.
- Kurze Pause, dann zurück in die Ausgangsposition.

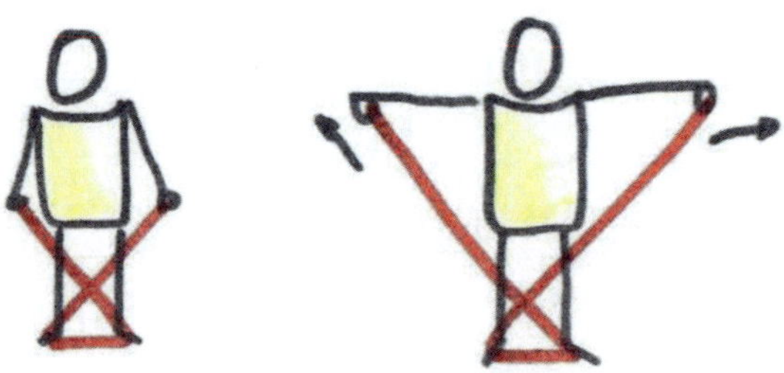

Schulterkräftigung.
- Beide Füße hüftbreit auf Thera-Band stellen.

- Knie leicht gebeugt, Rücken gerade halten.
- Die Bandenden überkreuzen und um beide Hände wickeln, Handflächen zeigen nach vorne.
- Beide Arme kontrolliert und gestreckt über die Seite synchron nach oben ziehen.

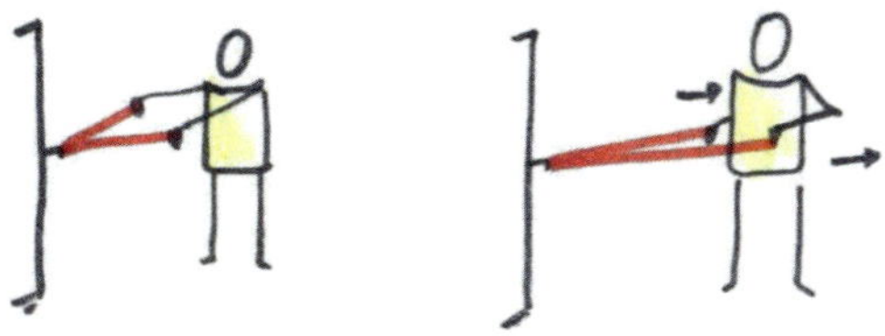

Rücken-/Schulterblätter.

- Thera-Band auf Brusthöhe z.B. an Türklinke befestigen.
- Schrittstellung, gerader Rücken.
- Arme ausgestreckt, dann Band nach hinten ziehen, Ellbogen dabei beugen und eng am Körper vorbeiführen (Ruderbewegung).
- Schulterblätter zusammenziehen.

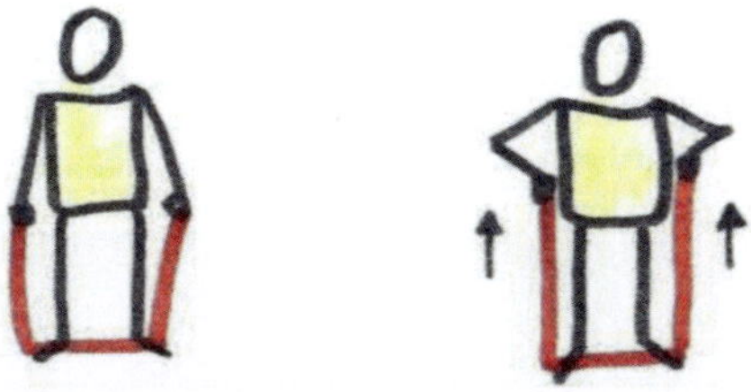

Schulterblätterkräftigung.

- Beide Füße hüftbreit auf Thera-Band stellen.
- Knie leicht gebeugt, Rücken gerade halten.
- Beide Enden des Bandes fassen.

- Ellbogen am Körper nach hinten oben ziehen, Oberkörper dabei nicht bewegen.

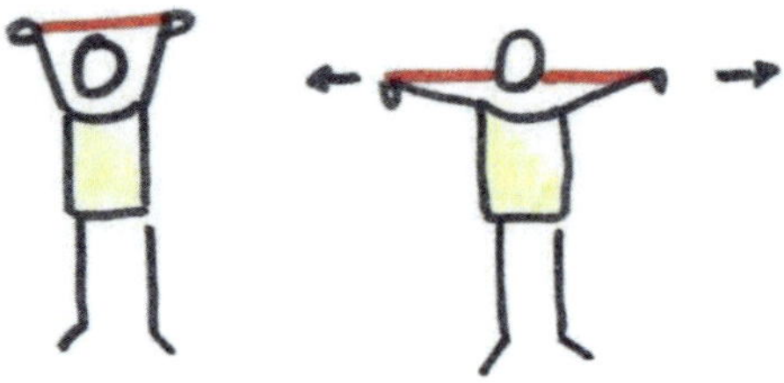

Schulterkräftigung.

- Aufrechter, hüftbreiter Stand, Knie leicht gebeugt.
- Band mit ausgestreckten Armen schulterbreit über dem Kopf greifen.
- Arme zur Seite führen, Band hinter den Kopf ziehen.
- Dann wieder zurück in Ausgangsposition (Richtung Decke).

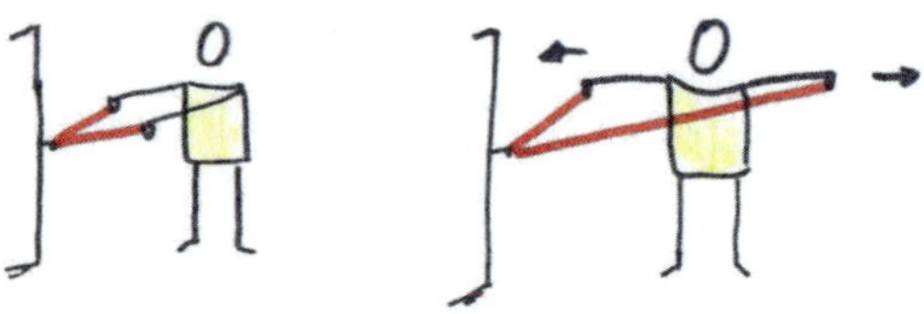

Schulterkräftigung.

- Thera-Band von Partner halten lassen oder z.B. an Türklinke befestigen.
- Schrittstellung.
- Band an beiden Enden in Schulterhöhe mit gestreckten Armen vor dem Körper halten.
- Arme werden gestreckt auf Schulterhöhe nach hinten geführt. Schulterblätter zusammenziehen.

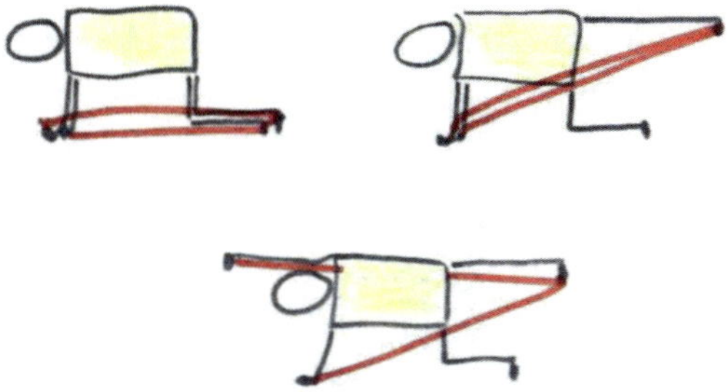

Rückenmuskulatur.

- Vierfüßler Stand. Bandmitte flächig um rechte Fußsohle legen.
- Beide Bandenden auf Schulterhöhe mit den Händen greifen. Blick zum Boden.
- *Variante A:* Rechtes Bein langsam nach hinten strecken (Bein und Rücken bilden eine Gerade).
- *Variante B:* Gleichzeitig rechtes Bein und linken Arm strecken, sodass Bein, Rücken und Arm eine Gerade bilden.

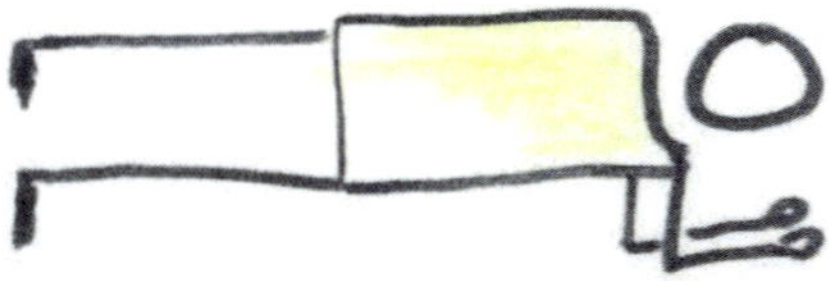

Unterarmstütz (Plank): Ganzkörperkräftigung.

- Hohe Liegestütz-Position, Ellenbogen gebeugt.
- Gewicht wird auf die Unterarme verlagert.
- Körper bildet eine gerade Linie.
- Bauchmuskeln anspannen und Position halten (60 Sekunden und allmählich steigern).
- Hüfte nicht fallen lassen und Po nicht nach oben schieben!

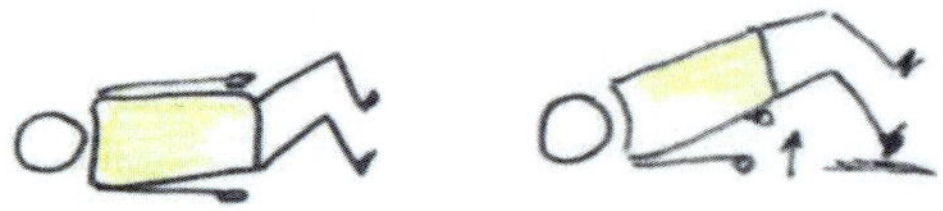

Schulterbrücke: Oberschenkelrückseite, Po und Rücken.

- Rückenlage, Knie sind gebeugt, Füße hüftbreit aufstellen, Zehen zeigen gerade nach vorn.
- Arme liegen mit Handflächen nach unten neben dem Körper.
- Becken zum Himmel heben. Position fünf bis zehn Atemzüge lang halten.
- Mit jedem Ausatmen Vorderseite des Körpers weiter dehnen. Kurze Pause, dann wiederholen.

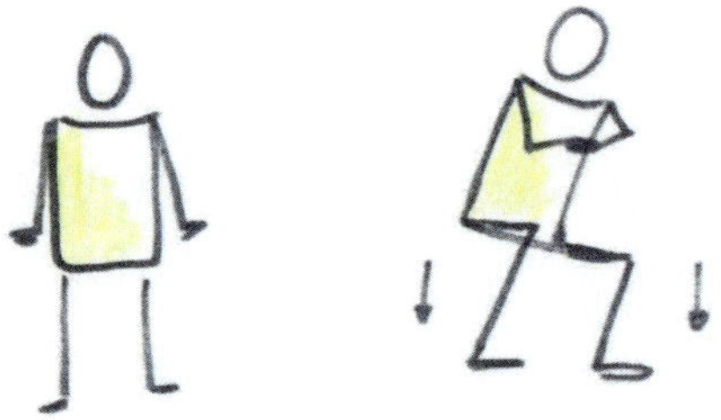

Kniebeuge (Squat): Bein-, Rumpf- und Rückenmuskulatur.

- Stand etwas breiter als schulterbreit, Gewicht auf ganzen Fuß verteilen. Zehen zeigen gerade nach vorne.
- Rücken wird gespannt, kein Rundrücken!
- Gesäß nach hinten-unten senken (so weit wie möglich), mindestens aber waagrechte Oberschenkel.
- Achtung: Knie nicht nach vorn über die Füße verlagern.
- Wieder langsam und kontrolliert aufrichten (dabei nicht in die komplette Streckung gehen, leichte Spannung beibehalten). Wiederholen.

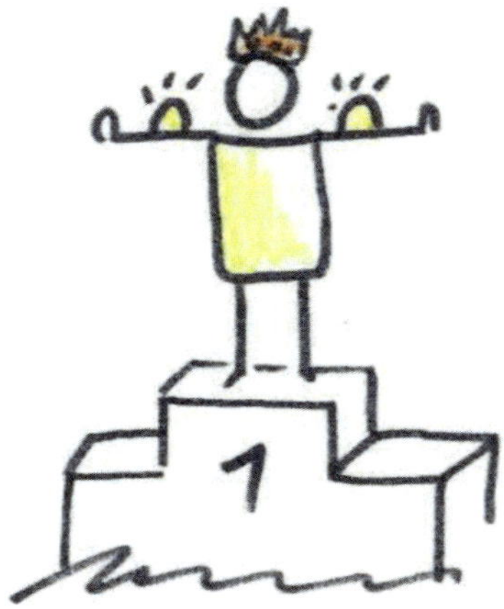

...and the winner is: YOU! ☺

Bei allen Übungen: gleichmäßige und tiefe Atmung!

Bleib dran und trainiere regelmäßig – und belohne dich zwischendurch mit etwas Schönem (was du dir z.B. schon lange gewünscht hast). Du hast es dir verdient und hab an allem Spaß und Freude. Sei stolz auf DICH!

Übungen und Tipps 20: Krafttraining für Zuhause

Tipp: Für Ungeübte empfehle ich einen passenden Kurs (mit Korrektur durch Trainer) zu besuchen, um evtl. Haltungsfehler oder Fehler in der Ausführung zu vermeiden. Erste Anlaufstellen für den Rehabilitationssport sind die Landesverbände des Deutschen Behinderten-Sportverbandes (DBS). (https://www.dbs-npc.de/)

TIPP: GEWOHNHEITEN ÄNDERN

Wenn es dir schwerfällt dich aufzuraffen, die sportlichen Aktivitäten in deinen täglichen Ablauf mit einzubauen, möchte ich dir ein paar Tipps aus dem Sportmentalcoaching geben:

- An den Trainingstagen (Ausdauer): stelle deine Laufschuhe neben die Türe.
- Beim Anziehen sofort die Laufkleidung auswählen.
- Halte dir eine Notfall-Spazierstrecke bereit, falls du einen Überraschungsbesuch deiner Freundin bekommst – dann geht einfach zusammen spazieren.
- Lege eine Belohnung für dich fest: z.B. nach 6-mal Laufen gönne ich mir eine Massage, ich verwende nach jedem Lauf ein besonderes Duschgel oder meine Lieblings-Bodylotion.

Und wenn alle Stricke reißen:

- Laufe gemeinsam mit anderen – bilde ein Trainings-Tandem mit deiner besten Freundin.
- Schließe dich einer Laufgruppe an (es gibt auch für Anfängerinnen sehr gute Kurse!).
- Führe ein Trainingstagebuch und markiere deine Belohnungstage (z.B. Beauty-Day)

Übungen und Tipps 21: Gewohnheiten ändern

Zusammenfassung: Kapitel 3

If „Plan A" didn't work, the alphabet has 25 more letters!
Stay cool.

Unknown

Tipps, damit der Gegenwind zum Rückenwind wird:

- Werde mental stark und trainiere diese Kraft wie ein Muskel.
- Beginne mit deiner Entschleunigung, jetzt!
- Gib dir und deinem Körper Zeit.
- Lasse inneren und äußeren Druck nicht aufkommen, zeige ihnen die Zähne.
- Erkenne deine Stressoren und beherrsche oder eliminiere sie.
- Überprüfe die Erwartungen anderer, muss ich diese wirklich erfüllen?
- Erlerne die mentalen Strategien zur Angstbewältigung.
- Dein persönliches Sportprogramm steht, los geht's!
- Ändere deine (schlechten) Gewohnheiten schrittweise.

*****

KAPITEL 4: STRESS ADE! DEIN WEG ZU INNEREM GLEICHGEWICHT

Mobilisiere deine Selbstheilungskräfte

Wir Überheldinnen, so meinen wir, müssen funktionieren und Stress, was ist das schon? Wieviel es bedeutet und vor allem wie lange es dauert, bis Frau wieder in ein inneres Gleichgewicht, einen völligen Entspannungszustand kommt (und das nicht nur einmal pro Woche in der Yoga-Stunde), habe ich selbst erfahren. Beame dich runter, mein Motto, das ich aktiv anging. Meine Selbstheilungskräfte sollten dadurch mobilisiert und das Immunsystem wieder gestärkt werden. Mein mentales Regenerations-Programm nahm Fahrt auf, mein inneres Drehbuch wurde umgeschrieben.

„Ruhe ist dein Schatzkästchen", die Worte meines Coaching-Trainers (gleichzeitig ist er Schlafexperte für Sportler und Chefarzt der Anästhesie). Er wusste es sehr wohl und ich habe es mir sehr zu Herzen genommen.

Wenn ich nur zurückdenke, meine Mittagspausen in der Großstadt, raus aus dem Großraumbüro, rein ins Menschengetümmel am Pariser Platz in Stuttgart. Ich suchte immer nach einer kleinen grünen Oase zum Abschalten, ein fast unmögliches Vorhaben. Die Kantine hatte ich gemieden, Gewimmel und laute Stimmen auch dort, so zog es mich so oft es ging, in den kleinen chinesischen Garten nördlich des Hauptbahnhofs. Doch Ruhe fand ich auch dort keineswegs, denn noch mehrere hatten dasselbe Bedürfnis wie ich. Die Topmanager lassen sich heute ihre Büros grün streichen und einen Dschungel voll Pflanzen aufstellen, doch im Großraumbüro sucht man oft verzweifelt nach einer ähnlichen grünen Lunge. So ist es nicht verwunderlich, dass ich auf meinen Feierabend hin fieberte, raus in die Feinstaubluft und rein ins stickige Zugwagenabteil. Nach einer mindestens einstündigen Heimreise, zuhause angekommen, hielt mich nichts mehr auf: Raus in die Natur, durchatmen!

Warte nicht, bis deine Batterie leer ist, sondern tanke täglich neue Kraft und Energie! Jetzt sofort!

Atme, Atme, Atme!

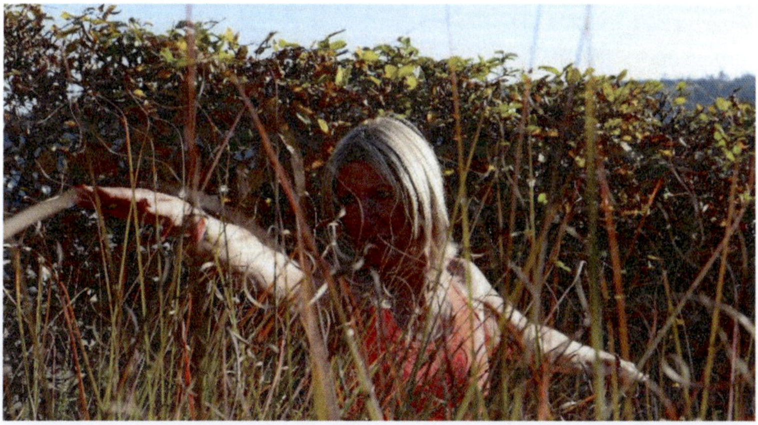

Atmen bringt Gelassenheit, entspannt und gibt neue Lebensenergie.

Besonders an Tagen, an denen der Stresspegel steigt, die Emotionen einen überkommen oder der innere und äußere Druck spürbar größer werden, empfehle ich sehr: **Raus in die Natur und atme, atme, atme!** Ein Spaziergang, Schlendern durch den Wald und dazu die ganze Aufmerksamkeit auf deine Atmung gerichtet, wirkt Wunder! Gelassenheit und Entspannung, ein tiefes Ausatmen wirft Ballast von dir und lässt dich wieder Aufatmen.

Den Sportlern über die Schulter geschaut: Bewusstes Atmen ist für 95 % aller Sportler eine effektive Methode, um ihre Nervosität zu kontrollieren. Tiefe kräftige Atemzüge geben über die An- und Entspannung der Lungenmuskulatur einen Impuls zum Spannungsabbau. Gleichzeitig wird die Sauerstoffversorgung von unserem Gehirn und der Muskulatur verbessert. Wenn zudem die Aufmerksamkeit auf die Atmung gelenkt wird, machen wir uns automatisch weniger Gedanken über Dinge, die uns blockieren oder belasten können. Alles was regelmäßig vorgeht ist wichtig für unseren Kopf, um Blockaden zu lösen (übrigens auch Singen und Pfeifen hilft uns dabei) und um die Atmung anzuregen. Das Ziel: Entspanne sämtliche Muskeln, die du nur entspannen kannst, um über die Atmung die Nervosität zu regulieren und deinen Geist von Stress, negativen Gedanken und Emotionen zu befreien.

Daher sind Atemübungen so wichtig, die unsere Lebensenergie wieder strömen lassen. Unsere verspannte Atemmuskulatur, unsere flache Atmung wird ansonsten uneffektiv und die Entlastung von seelischer Anspannung und luftlöslichen Stoffwechselschlacken lässt erheblich nach.

Lächle, atme und gehe langsam.

Thich Nhat Nanh

ÜBUNGEN: NUTZE DEINE ATMUNG ZUR STRESSREGULATION

1. Meine Lieblingsübung Mala-Lauf

Bei meinen Waldspaziergängen ist stets meine Mala-Kette dabei. Im Rhythmus einer tiefen Ein- und Ausatmung laufe ich gleichmäßig und spreche abwechselnd folgende Mantras (für jede der 108 Perlen):

- Danke für meine Heilung.
- Danke lieber Niklas. (Dank an meinen Geistführer)
- Ich bin gesund. Ich bin stolz. Ich bin dankbar. Ich liebe mich. (je Perle / jeweils Ein- und Ausatmen)

Durch den gleichmäßigen Rhythmus kommt die Atmung in einen ruhigen und ausgeglichenen Fluss und lässt die Lebensenergie, befreit von Spannungen, wieder strömen. Eine Wohltat!

2. Atemübung zum Beruhigen

Atme erst 5-mal ganz normal und beobachte dabei deinen Atem, wie er kommt und geht. Jetzt atme ein und zähle dabei langsam mit. Jetzt atme aus, und zwar doppelt so lange, wie du eingeatmet hast (wenn du z.B. beim Einatmen auf 3 gezählt hast, dann atme aus bis du auf 6 gezählt hast). Wiederhole diese Übung mindestens 5-mal hintereinander.

3. Atemübung zum Aktivieren (= Energie bekommen)

Stelle dich schulterbreit hin. Mache 5 normale Atemzüge. Jetzt fange an, lauter und tiefer langsam einzuatmen. Stelle dir vor, mit jedem Einatmen tankst du frische Kraft und Energie. Atme lange aus und stelle dir vor, wie du allen Ballast von dir abgibst. Atme bewusst stark und tief ein und aus. Es darf ruhig Geräusche dabei geben.

Nach einigen Atemzügen: schaue dich um und werde dir bewusst, wie stark und energiegeladen du jetzt bist. Wahrscheinlich ist auch dein Brustkorb gewachsen, du stehst aufrechter und bist wieder voller Tatendrang.

4. Wenn die Last auf den Schultern mal sehr groß ist: Kombinierte Atem- und Muskelübung

Diese Übung wird deine Sauerstoffversorgung wieder ankurbeln und deine Schultermuskulatur lockern. Atme zuerst 5-mal in deinem normalen Atemrhythmus. Dann kräftig ausatmen und nochmals dreimal hintereinander ausschnaufen. Jetzt ganz bewusst vorsichtig so viel Luft holen wie es nur geht. Dann die Luft anhalten und während diesem Luftanhalten – ohne Unterbrechung, schnell die Schultern hoch und runter bewegen, bis du nicht mehr länger (mit angehaltenem Atem) kannst. Dann kräftig ausatmen und normal weiteratmen. Die Entspannung und die Lockerheit der Schultern ganz bewusst wahrnehmen und genießen.

Übungen und Tipps 22: Nutze deine Atmung zur Stressregulation

Eine Dusche im Wald: Raus in die Natur

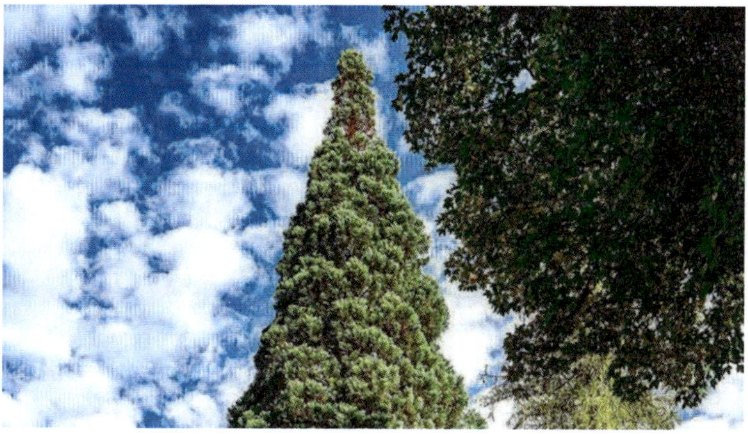

Mein geliebter Wald und meine Mammutbäume (einer davon steht sogar in meinem Garten), meine Kraftspender, Beschützer und Weggefährten. Das Waldbaden, momentan in aller Munde. Aber für mich als Schwarzwald-Mädel nichts Neues, haben wir doch die schönen Wälder direkt am Ortsrand, vor der Haustüre.

Wie sehr uns die Natur in Quarksituationen, in denen wir vielleicht gerade stecken oder insbesondere bei meiner Diagnose, helfen: unglaublich! Wir brauchen dafür kein Rezept oder eine Pille einnehmen, lediglich loslaufen und eintauchen in die Faszination und Stille des Waldes. Einfach nur mal den Vögeln lauschen, die Blümchen am Wegesrande bewundern, einen Lieblingsbaum begrüßen, umarmen, mit ihm sprechen und sich bei ihm bedanken. Dies klingt zwar für manche sehr esoterisch, aber ein wundersamer Weg, den ich selbst gegangen bin. Ein Weg, der für mich ein wichtiger Bestandteil meiner Heilungsphase wurde und auch darüber hinaus.

Raste ich früher mit meinem Mountainbike gerne auf den Waldautobahnen durch den Schwarzwald (den geschotterten Waldwegen), keine Zeit für den Blick auf die Naturschönheiten rings um mich herum, so kommt es mir heute vor, als ob meine Fahrräder tagelang nicht bewegt werden und ich es lieber vorziehe, einen ausgiebigen Lauf oder eine schöne Wanderung vorzunehmen. Eintauchen in die Natur, mich von den wunderschönen schützenden Eindrücken des Waldes berieseln lassen, wie unter einer Dusche. Zeit für die Bewunderung unserer Schöpfung finden, etwas was ich vorher so intensiv nicht erleben durfte, obwohl ich schon immer sehr naturverbunden war, was mir in die Wiege gelegt wurde.

Wachgerüttelt und selbst erfahren und durchlebt, möchte ich allen wärmstens ans Herz legen: Geht raus in die Natur und am besten alleine! Ohne Handy, ohne Konversation. Es gibt nichts Schöneres und Einfacheres, um unsere Batterien wieder aufzuladen. Der Wald tut Körper und Seele gut, Wissenschaftler erklären diese positive Wirkung einerseits mit der sogenannten Biophilie-Hypothese, der Interaktion zwischen Mensch und Natur (Biophilie = „Liebe zum Leben"). Nicht nur das Immunsystem wird aktiviert, sondern das satte Grün des Waldes schützt auch unser Herz-Kreislauf-System. Nach einem stressigen Alltag wird durch den Aufenthalt im Wald, mit seiner ganz besonderen Atmosphäre, dein Parasympathikus, auch Ruhe Nerv genannt, aktiviert. Dieser Nerv füllt deine Batterie mit neuer Energie und somit körpereigenen Reserven und fährt deine Stresshormone dadurch zurück.

Wusstest du?

Die aromatischen Substanzen von Hölzern, Blättern, Rinden und Nadeln erfüllen eine ganz bestimmte Funktion, nämlich die pflanzliche Kommunikation. Diese unzähligen Botenstoffe schwirren gasförmig in der Waldluft umher. Sie gehören zur Stoffgruppe der Terpene. Neueste Studien belegen, dass das Einatmen von Terpenen eine deutliche Steigerung der Anzahl und Aktivität der natürlichen Killerzellen auslöst. Auch unser limbisches System in unserem Gehirn reagiert auf Terpene mit der Ausschüttung gesundheitsfördernder Neurotransmitter und Hormone. Höchste Zeit: Raus in die Natur.

Ätherische Öle zuhause angewandt, bringen uns nicht nur den wohlriechenden Wald-Duft in unser Heim, sie tun uns ebenfalls seelisch und auch körperlich gut.

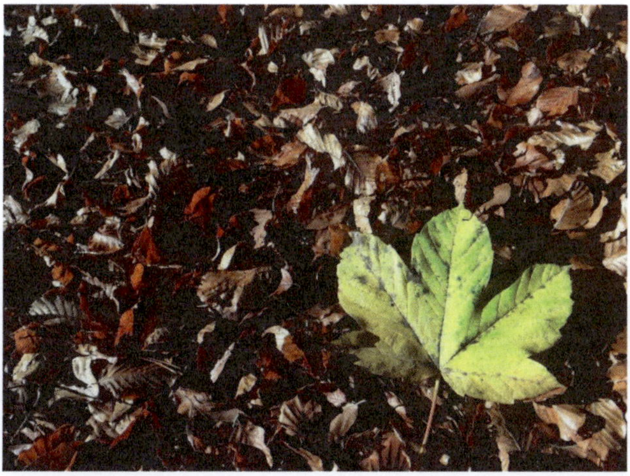

Die Zirbe – Königin der Alpen

Mein Zirbelholz aus Südtirol und dem Tannheimer Tal findet man bei mir überall: Kissen mit Spänen gefüllt, Späne in Körbchen und Schalen verteilt, ätherisches Öl für meine Duftlampe und meine Zirben-Kugeln auf den Glaskaraffen. Diese sind gefüllt mit Leitungswasser und energetisiert durch Bergkristalle. Innerhalb kurzer Zeit nimmt das Wasser den herrlichen Geschmack der Zirbe auf. Über den Tag verteilt getrunken soll es sogar entgiftend für den Körper sein – wohltuend ist es allemal.

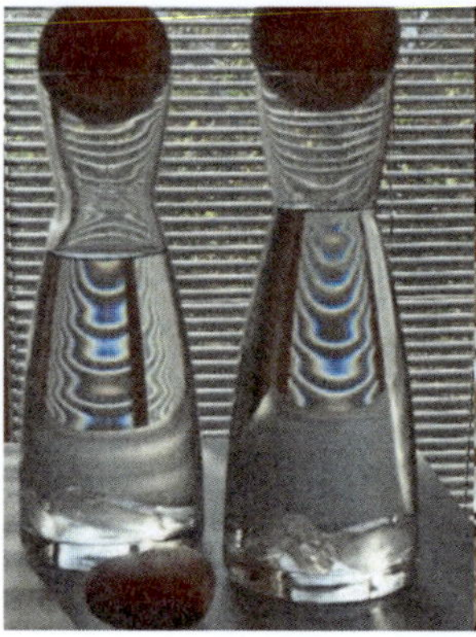

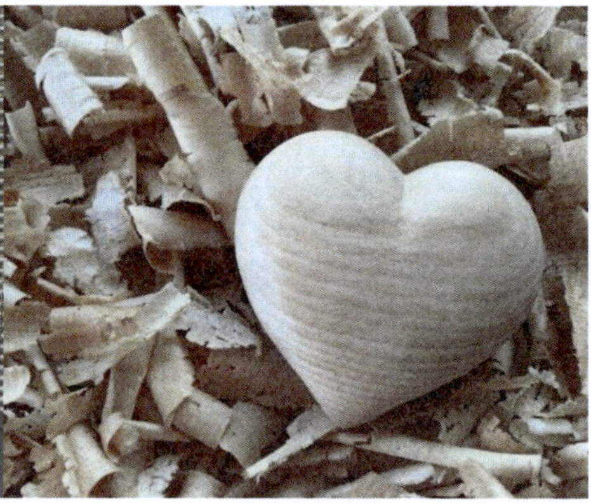

Achtsamkeit und Meditation, eins sein mit dir selbst

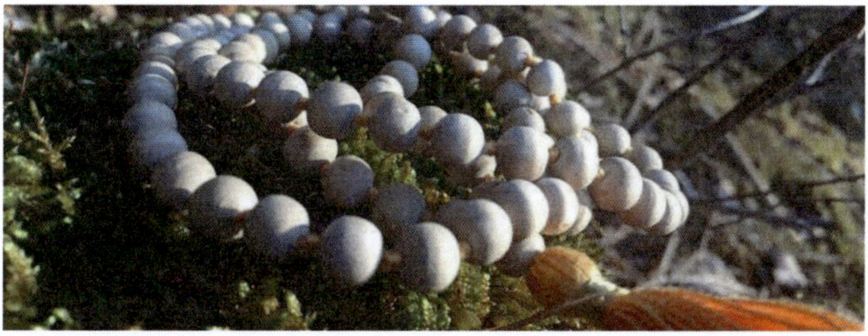

Für Spitzensportler stellt die Meditation schon seit langem eine wertvolle psychologische Trainingstechnik dar, mit der sie sich entspannen, konzentrieren und sich somit eine starke positive Energiequelle erschließen. Die innere Harmonie und das Zentrieren, steigert nicht nur die Lebensfreude, sondern weckt auch dein Potenzial in dir.

Gerne möchte ich dieses Aufmerksamkeitstraining aus meiner Sicht als Sportmentalcoach durchleuchten und mit praktischen Übungen näherbringen. Konzentrationsübungen, die mich in einen Zustand der Freude, Wachheit, großer mentaler Gelassenheit und tiefer Entspannung (geistig und muskulär) versetzen, die insbesondere während der Heilungs- und Genesungsphase ein wichtiger Baustein sind.

Meine weiteren Ausführungen und Tipps zur mentalen Aktivierung der Zirbeldrüse durch Meditation und somit die Aktivierung unserer Selbstheilungskräfte, siehe hierzu Kapitel 1 *Die Intuition: Hilferuf aus unserem Inneren*.

Tipp: TRAINIERE DEINE SYNAPSEN. ÜBEN, ÜBEN, ÜBEN.

Mein allmorgendliches Ritual: 15-30 Minuten in der Stille meditieren, an meinem Lieblingsort auf der Galerie, mit Klangschale und meiner Buddha-Statue. Am liebsten höre ich geführte Heilmeditationen, zur Aktivierung der Selbstheilung oder Begegnungen mit meinem Geistführer.

Wie wichtig das tägliche Üben ist, lehrt uns die Neurobiologie: Die Großhirnrinde wird erst nach drei Monaten mentalen Trainings dicker, besonders in den trainierten bzw. aktivierten Arealen. Unsere synaptischen Verbindungen werden durch jedes Training, jede Meditation größer und verschalten sich mehr und mehr.

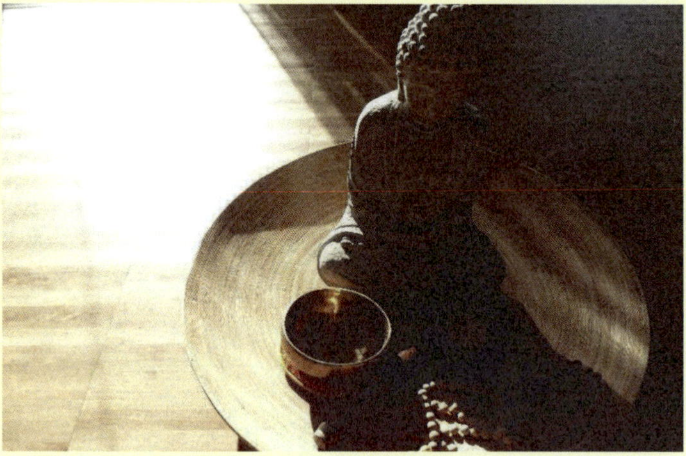

Übungen und Tipps 23: Trainiere deine Synapsen. Üben, üben, üben.

Was sind Synapsen? Es sind kleine Verdickungen am Ende der Nervenfasern, über die Nervenzellen miteinander in Verbindung treten und je öfters wir Handlungen wiederholen, desto stärker und größer werden die Synapsen und umso schneller können wir auf unser vorhandenes Wissen zurückgreifen (meine IHK-Schüler können ein Lied davon singen: üben, üben, üben – predige ich bei jedem neuen Lehrgang). Und genauso verhält es sich bei der täglichen Meditation: mein Geist, meine Aufmerksamkeit und meine innere Klarheit und Ruhe veränderten sich mehr und mehr zum Positiven. Ein wahres Geschenk!

Pflege dein Achtsamkeits-Pflänzchen und sei freundlich zu dir selbst

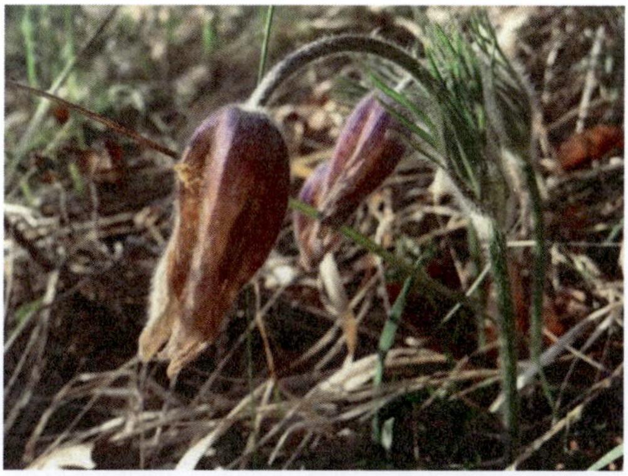

Immer wenn du spürst, wieder in deiner Tretmühle gefangen zu sein, auf Auto-Pilot geschaltet hast, steige aus und komme wieder ins Hier und Jetzt. Übe dich täglich in einer Achtsamkeitspraxis, die dir bei diesem Ausstieg hilft. Schon 10 Minuten reichen, aber: übe, übe, übe (wie das tägliche Zähneputzen) und finde die für dich geeigneten Techniken. Sei lieb zu dir selbst und nehme jeden Moment bewusst wahr, ohne ihn zu bewerten. Siehe im Anhang: Dein Achtsamkeits-Pflänzchen (Kopiervorlage).

Ein Multitasking gibt es ab sofort nicht mehr, mache eins nach dem anderen. Alles andere stresst nur deinen Geist und wäre nicht förderlich. Wie beim Krafttraining erhöhen wir kontinuierlich das Gewicht. Ähnlich trainieren wir die Muskeln unseres Geistes, den Fokus und die Konzentration auf ein Objekt, indem wir unsere Achtsamkeit permanent ausbauen.

ÜBUNGEN: MENTALTECHNIKEN ZUR ACHTSAMKEIT

1. Sinnesspaziergang.

Stelle dich vor dem losgehen schulterbreit hin, schließe deine Augen und konzentriere dich ganz auf deine Atmung. Nimm ein paar ruhige und tiefe Atemzüge, bevor du die Augen wieder öffnest. Spaziere nun für 10 bis 20 Minuten alleine, in Ruhe. Während der Dauer des Spaziergangs nimmst du alles um dich herum ganz bewusst wahr, richtest deinen Fokus und die Aufmerksamkeit auf alles, was deine Sinne aufnehmen (hören, sehen, riechen, spüren). Betrachte alles, wie wenn du neu geboren wärst und du alles zum ersten Mal siehst und wahrnimmst. Berühre ruhig die Blätter der Büsche, die Nadeln der Bäume. Aufkommende Gedanken ziehen vorbei, wie die Wolken am Himmel.

2. Leere deinen Geist.

Um deinen Verstand zu beruhigen, wiederhole ständig ein Wort, das keinen tieferen Sinn hat (z.B. „die"), so kann der Geist aufhören zu denken und der Gedankensinn wird besetzt. Du kannst jedes Wort nehmen, das dir hilft. Wiederhole es innerlich alle 2 Sekunden – fünf bis zehn Minuten lang. Übrigens kannst du so auch deinen Verstand einschläfern, indem du ihn damit langweilst.

3. Mala-Achtsamkeitsspaziergang.

Mit meiner Mala-Kette in der Hand gehe ich im Rhythmus meiner gesprochenen Worte: „Danke für meine Heilung!" und wiederhole mein Mantra Perle für Perle (insgesamt 108 Mal, so viele Perlen wie traditionell eine Meditations-Kette hat). Ich liebe es im Wald zu walken, begleitet von meiner Tulsi-Mala und genieße die Ruhe und den inneren Frieden.

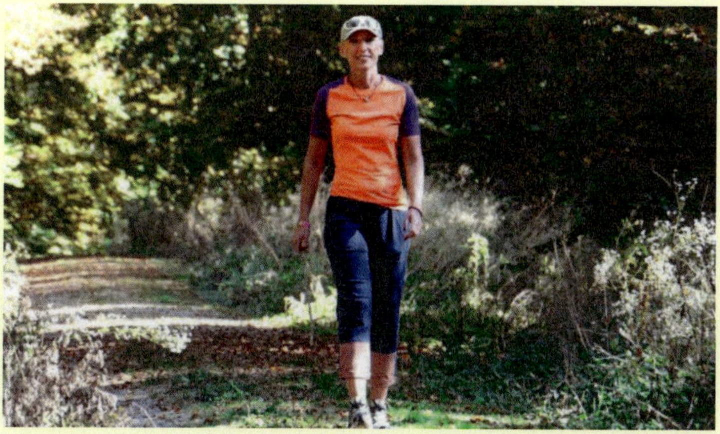

4. Geh-Meditation.

Übe verschiedene Techniken beim Spaziergang:

- Gehe einfach ein paar Schritte rückwärts und schon werden deine Synapsen neu verschaltet.

- Übe dich im langsamen Gehen und beobachte Schritt für Schritt, lausche den Geräuschen die deine Schuhe bei jedem Abrollen erzeugen.

- Höre dem fröhlichen Vogelgezwitscher zu, den Stimmen des Waldes. Konzentriere dich darauf, wie interessant die Kommunikation der Vogelschar ist. Es lenkt dich ab und schärft deinen Hörsinn.

- Rieche – insbesondere morgens oder nach einem Regen, die Duftstoffe des Waldes (die Terpene) und nimm die heilende und faszinierende Wirkung der Waldluft wahr.

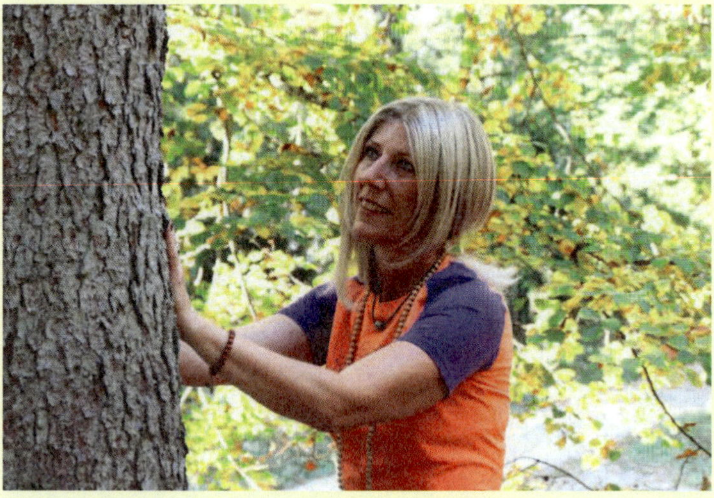

Übungen und Tipps 24: Mentaltechniken zur Achtsamkeit

Zusammenfassung: Kapitel 4

Nicht höher, schneller, weiter – sondern langsamer, bewusster und aufmerksamer.

Tipps für mehr Achtsamkeit:

- Nutze deinen Atem für mehr Gelassenheit, Entspannung und neue Lebensenergie.
- Gehe so oft wie möglich raus in die Natur.
- Übe dich in täglicher Achtsamkeit und ruhe in dir selbst.

*****

KAPITEL 5: FRAU BRAUCHT ÖFTERS EINEN MUTAUSBRUCH

Liebe Zukunft, ich wäre dann so weit

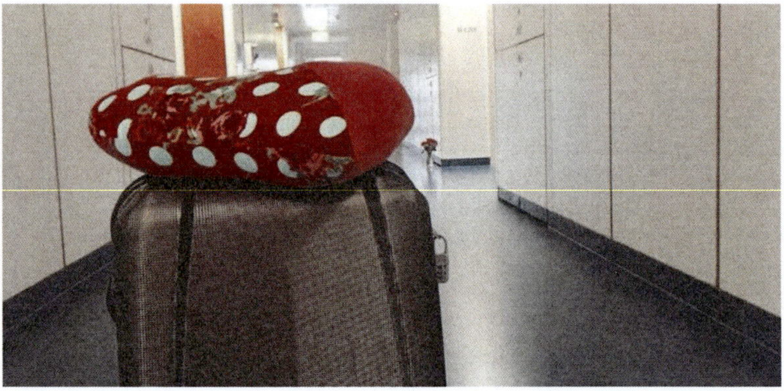

„Ist es typisch Frau, Angst zu haben vor der eigenen Courage? Oder ist doch was dran am Mythos des schwachen Geschlechts?"

Dies ist der Einstieg in eine meiner Motivationsvorträge, bei denen es darum geht, ein Team oder insbesondere Frauen aus ihrer Reserve zu locken, eingefahrene Strukturen und Denkweisen aufzulösen und schließlich den Leistungswillen wieder neu zu fördern.

Habe dein Ziel stets vor Augen und frage andere dabei nicht nach dem Weg. Es ist DEIN Weg.

Und genau dieses Vorurteil der Angsthäsin habe ich schon längst über Bord geworfen und gerade nach der Diagnose lebe ich mein Leben und verfolge meine Pläne intensiver denn je. Unser Leben ist voller Veränderungen, sei es unsere Gesundheit, unser Beruf, die langjährige Beziehung, unsere Familie, manche davon sind enorm und kommen ohne Vorwarnung. Egal, begrüße und akzeptiere diese Herausforderungen und der Erfolg, das Glück am Ende, wird auf deiner Seite sein. Aus jeder Krise gehst du gestärkt hervor, versprochen.

Mein gesundes Selbstbewusstsein, meine Begeisterungsfähigkeit und die Freude daran, meine neue Lebensaufgabe anzupacken, versetzte mich in einen Dopamin-Rausch. Ein Motivations-Cocktail aus Dopamin, Oxytocin und Endorphinen. Mein Buch wuchs Seite um Seite und damit auch mein Wille, diesen Mut- und Ratgeber so schnell wie möglich zu publizieren, damit ich euch, liebe Leserinnen und Leser, meine Energie, Lebensfreude und Mut weitergeben kann.

Wir stecken den Kopf nicht in den Sand und ist der Gegenwind noch so stark. Nein, im Gegenteil, jetzt erst recht. Ich freue mich auf die neuen Möglichkeiten, die neuen Ideen und lasse die Veränderungen zu in meinem Leben – mein Check-in ins zweite Leben hat begonnen und los geht es nun auch für dich in dein zweites, erfülltes, intensives Leben zu starten. Zögere nicht! Fange noch heute damit an einige Tipps (siehe Ende Kapitel) umzusetzen.

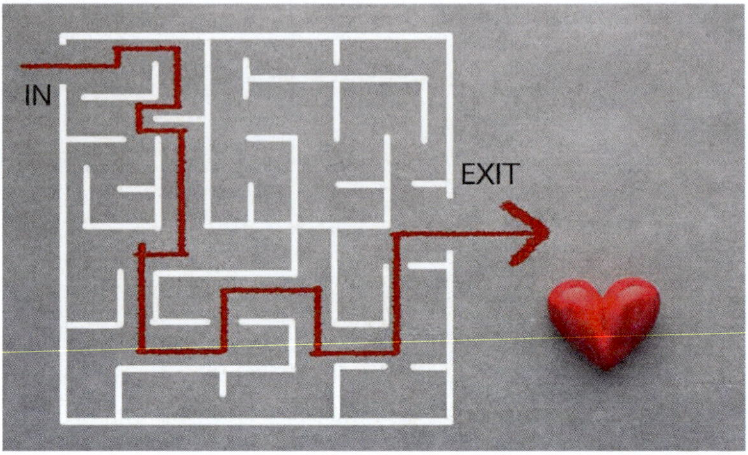

Gerne möchte ich dich nun einladen, deine Ziele neu zu überdenken oder zu definieren. Mache dich auf deinen Weg und gehe ihn Schritt für Schritt. Es werden sicherlich Emotionen hochkommen, lasse sie einfach zu. Suche deinen Lebenssinn, wofür du morgens gerne aufstehst, wofür dein Herz schlägt, wofür du brennst. Du alleine bist der Regisseur deines Lebens. Worauf wartest du?

1. **Schritt: Betrachte erneut dein Lebensrad**
   Betrachte erneut die Lebensbereiche deines ganz persönlichen Lebensrades. Vergleiche deine Ergebnisse mit denen vom Anfang des Buches (Übung: Lebensrad). Frage dich ehrlich: wo sind noch Verbesserungen möglich?

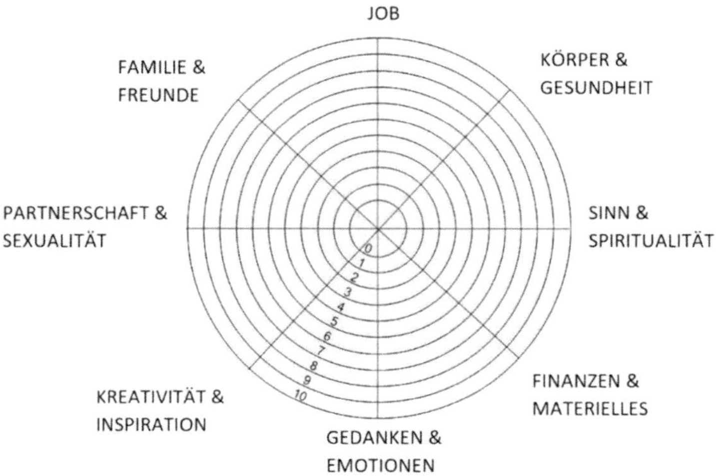

2. **Schritt: Suche deinen verborgenen Schatz in dir**
   Gehe in die Stille, in deine *Nix-Box*, in der du alleine für dich bist: kein Handy, keine Emails, kein Facebook, keine Personen um dich herum. Vielleicht bei einem Spaziergang im Wald oder du setzt dich an einen schönen Ort. Mache es dir heimelig, ziehe dich zurück in deine Wohlfühloase.

   Notiere dir nun auf einem großen Blatt Papier: was sind meine ganz persönlichen Wünsche, meine Ziele, meine Visionen? Wofür stehe ich morgens gerne auf, wofür brenne ich vor Leidenschaft? Schreibe einfach alles auf, was dir dazu einfällt. Kunterbunt. Ohne eine Wertung vorzunehmen.

   Deine Fragen könnten lauten:
   Was liebe ich wirklich und macht mich glücklich?

Wer und was will ich sein?
Was ist mir bisher im Leben gut gelungen?
Was macht mich aus, wofür liebe ich mich selbst?
Was würde ich gerne den ganzen Tag machen?
Was sind meine Stärken, worin bin ich besonders gut?

3. **Schritt: Formuliere dir deine Herzensziele**

Priorisiere nun deine Wünsche und Ziele mit Ziffern von 1-3 (1= ist mir sehr wichtig, 2= ist mir wichtig, 3 = bedeutet mir viel, kann aber noch warten).

Picke dir nun die für dich 3 wichtigsten Ziele heraus (Prio 1) und formuliere sie realistisch und konkret für dich. Stelle dir dabei die Fragen: Warum will ich das? Fühlt sich dieses Ziel richtig oder falsch für mich an? Passt es in den Lebensbereich, den ich verbessern möchte?

Meine wichtigsten Ziele (Herzensziele):
1.
2.
3.

4. **Schritt: Ins Tun kommen**
   Wie könnten deine ersten Schritte aussehen, die dich Richtung Zielerreichung bringen? Notiere dir zu deinen Herzenszielen jeweils den ersten Schritt, den du ab heute tust.

Die ersten Schritte zur Realisierung meiner Herzensziele:
1.
2.
3.

5. **Schritt: Enttarne deine Saboteure**
   Mache dich auf die Suche nach evtl. Saboteuren, stelle dir die Frage: Wie könnte ich mich sabotieren? Wie kann ich dem entgegenwirken?

   ____

   ____

   ____

6. **Schritt: Visualisiere dir deine Ziele**
   Schreibe dir deinen ganz persönlichen Wunschzettel: mache dir deine Ziele sichtbar, male am besten ein schönes Bild dazu oder finde ein Symbol, egal, alles was dir Schönes dazu einfällt.

Lese deinen Wunschzettel mehrmals täglich und hänge das Zielbild an dein Visionboard oder am besten an den Badspiegel, damit du gleich morgens positiv darauf eingestimmt wirst. Und los geht's!

König Ortler. Endloses Gipfelglück

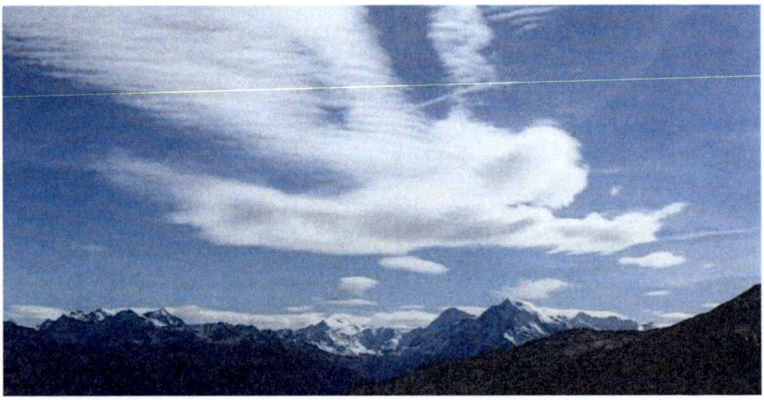

„Roman, langsam!" „Roman, hast uns gesichert?" Unser Südtiroler Bergführer hatte alle Hände voll zu tun. Ein Urgestein wie aus dem Heimatfilm, der Andrea, Conny und mich in einer 4er-Seilschaft sicher und besonnen auf den höchsten Berg Südtirols führte. Eine sehr bewegende und emotionale Hochtour auf den Gipfel von König Ortler (3.905 m), ein Fast-Viertausender. Eine Herausforderung, die uns nicht nur konditionell und kräftemäßig alles abverlangte, sondern auch mental. Blicksteuerung, ja nicht in die Tiefe schauen. Kopf aus, Mut an.

Wie alles begann.

Einige Monate vor meiner Diagnose reiste ich abermals in mein geliebtes Südtirol. Das Vinschgau mit seinen prächtigen Bergen, den blühenden Apfelplantagen, unzähligen Trails und Passstraßen, die ich am liebsten mit meinem Fahrrad unsicher machte. Nur diesmal war es eine Bergtour zum Entschleunigen. Meinen Sehnsuchts-Berg, den Ortler, wollte ich von einer anderen Perspektive betrachten. Doch nicht nur den gewaltigen Berg sollte ich in seiner vollen Pracht zum Sehen bekommen, nein, eine Wolkenformation in der Form eines fliegenden Engels bewunderte ich für wenige Augenblicke am Himmel. Dass dieser Engel zu meinem Schutzengel in den nächsten Monaten werden sollte, war mir in diesem Moment noch nicht bewusst. Er zeigte mir mit seinem ausgestreckten Finger einen Weg, den ich für mich suchen und finden sollte.

„Krone richten und los geht's!" Aus dem Radsport kenne ich es nur zu gut: nach einem Sturz den Rad Helm wieder aufsetzen, die Krone, rauf aufs Bike und weiterfahren. Aber zu jeder Königin mit ihrer Krone gehört auch ein König und so war es zu meinem Sehnsuchts-Berg nicht mehr weit, der Wunsch einer Besteigung des König Ortlers. „Ich muss da einfach rauf."

Meine liebe Conny musste also herhalten. „Chica, gehst mit mir auf den Ortler?" Sie wusste in dem Moment, genauso wenig wie ich, was da auf uns zukommen sollte. Drei weitere Mädels aus unserem Team Girlsbikeaction, alles taffe und erfahrene Bergsteigerinnen, hatten wir schnell mit im Boot. Auch der Bergführer, Roman, über 70 und bereits mehr als 600 Mal auf dem Ortler gewesen, war sofort auserkoren. „Roman, wenn du schon so oft da oben warst, dann bekommst mich auch irgendwie dort hinauf." Und ich sah mich schon auf dem Ortler am Gipfelkreuz stehen, bei strahlend blauem Himmel. Das Bild visualisierte ich mir sofort auf meinem Visionboard. Unglaublich, und genau so kam es.

Ein Mutmach-Projekt für Frauen, nicht nur für Brustkrebs-Patientinnen. Und dann war da noch der Autor von „Meine Traumreise“ des SWR. Ein Kamerateam sollte uns also begleiten und diese ungewöhnliche Geschichte und die Hochtour filmen.

Das Training für Kraft und Ausdauer habe ich intensiviert und um etwas Bergerfahrung zu bekommen, nahmen Conny und ich an einem Hochtourenkurs des Deutschen Alpenvereins (DAV) in der Silvretta Nova teil. Spaltenbergung, Gehen mit Steigeisen, Verhalten im Notfall, alles Themen, die einem doch etwas Gänsehaut bereiteten. Dass es gefährlich ist, war uns allen bewusst, aber wir schauten nur nach vorne und nach oben.

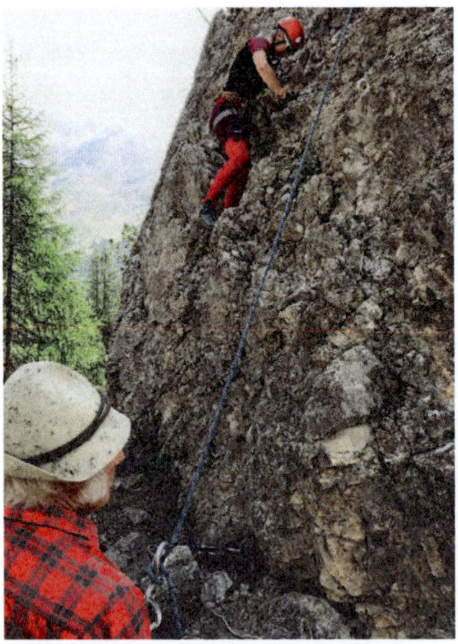

Zur Vorbereitung gehörte auch eine Bergtouren-Woche in Sulden, bei der ich zusammen mit meinem Bergführer Roman, eine Gletschertour auf die Suldenspitze (3.375 m) unternahm. Er wollte mich nicht nur auf dem Gletscher mit den Steigeisen testen, auch im Fels und Klettersteig musste ich noch die Generalprobe überstehen. Alles paletti, die Prüfungen waren bestanden.

Ein paar Tage vor der Expedition begann ich mit dem Tapering, wie ich es von meinen bisher organisierten Sportevents kannte.

Der Trainingsumfang wurde reduziert, die Faszien und Muskeln schön ausgerollt und mit Rote-Bete-Saft sowie hochwertigen Kohlenhydraten füllte ich meine Speicher.

Als Vorbelastung für die Ortler-Besteigung durfte dieses Jahr die Frauen Berg Gaudi im Montafon herhalten, die 3 Tage vorher stattfand. Hatten wir einen riesigen Spaß auf den Schmugglerpfaden rund um die Gargellen. Meine Mädels von Girlsbikeaction haben mir dabei geholfen, mich wieder etwas einzunorden, gab es doch die letzten Tage und Wochen zuvor manche Aufregung, die Projekte eben mit sich bringen.

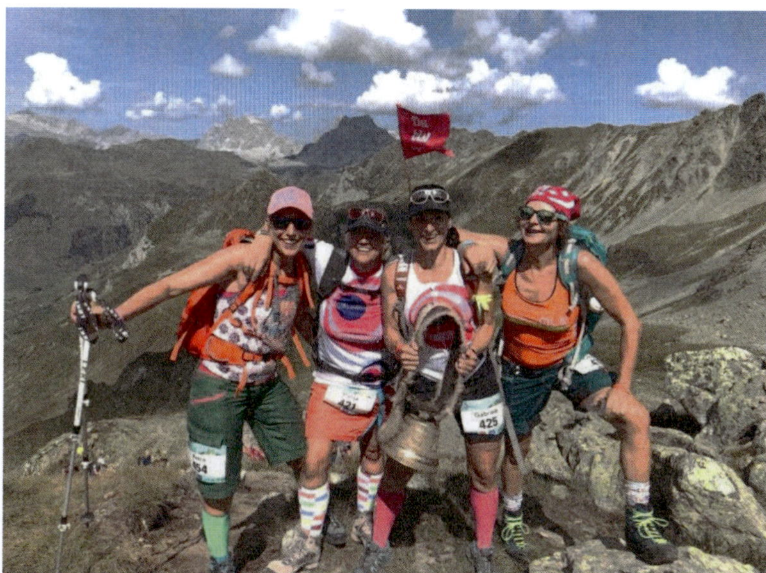

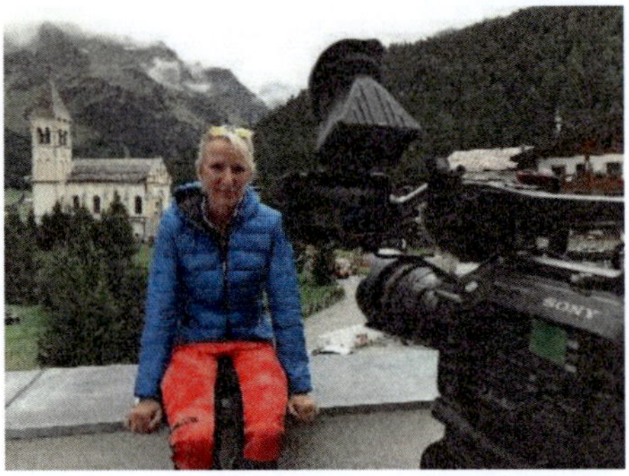

Nun war es also soweit. Conny und ich reisten bereits vorab mit vollbepacktem Auto nach Sulden, das auf 1.900 m Höhe liegt. Genau richtig, um noch davor etwas zu akklimatisieren. Das Kamerateam war auch bereits angereist, sodass das erste Interview bereits in den Kasten kam. Na ja, Untertitel braucht es wohl nicht, wird doch die Reportage in meiner Heimat, Baden-Württemberg, ausgestrahlt.

Das nächste Tohuwabohu war vorprogrammiert: die Gipfeltour sollte nun ein Tag früher stattfinden. Meine Südtiroler Bergfreunde hatten mir bereits Tage davor ein Wetterfenster mit Sonnenschein angekündigt, dass unseren Redakteur dazu bewegte, den Zeitplan anzupassen. Die Mädels rückten also bei Nacht und Nebel einen Tag früher an. Besonnen und in Ruhe sortierten wir dennoch die Ausrüstung und packten diese für die nächsten zwei Tourentage.

03.09.2019, Aufstieg zur Payerhütte (3.029 m)

Die Karawane bewegte sich früh morgens ab der Bergstation Langenstein langsam und stetig bergauf, gab doch Roman das Tempo vor. Gut so. Für die ersten Höhenmeter nutzten wir den Sessellift, um unsere Kräfte zu sparen. „Wieder zurück bis ich Stopp rufe und das Ganze nochmals." Unser Kameramann Tom schaffte es doch tatsächlich, dass wir gefühlt die doppelte Strecke zur Berghütte, unserem Basislager, benötigten. Hatten wir einen Spaß und Freude. Die Sorgen und das mulmige

Magengefühl der letzten Tage waren auf einmal verflogen. Hatte sich König Ortler die Tage zuvor nur in einem Wolkenmeer gezeigt, strahlte er heute mit der Sonne um die Wette. Der Himmel war kobaltblau. Unglaublich. Ein Autor des Schwarzwälder Boten fragte mich davor noch bei einem Interview: „Wenn das Wetter nicht mitspielt?" Für mich gab es nie Zweifel daran. Meine Gedanken, mein Wunsch wurden Realität. Ich bekam immer wieder Gänsehaut und konnte es kaum fassen.

Die wackelnden Stockbetten in unseren 4-Bett-Zimmern nahmen wir sogleich in Beschlag, die Payerhütte war für die nächsten zwei Nächte unser Quartier. *Gruselig*, wie das große Schutzhaus auf einem schmalen Felsgrat thront.

Für ca. 90 Bergsteiger*innen ist Platz, jedoch ist die männliche Überzahl kaum zu übersehen. Spannend, mit zwei Waschbecken, einem Spiegel und zwei Toiletten die gesamte Mannschaft

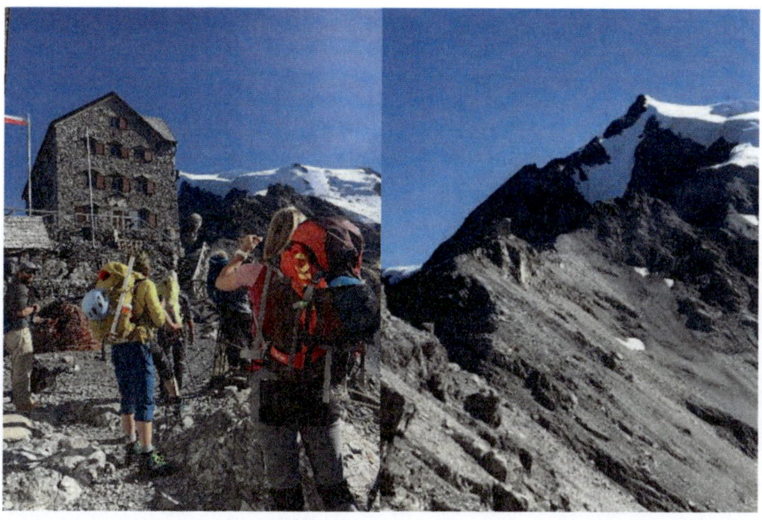

morgens zwischen 5.00 und 6.00 Uhr durchzuschleusen. Kein Problem, es funktionierte reibungslos.

04.09.2019, Gipfeltour auf König Ortler (3.905 m)

„Roman, warte.“ Ich machte mich in der Seilschaft bemerkbar, sobald wieder eine kniffelige Stelle kam. Eine? Quasi ab der Payerhütte war es nur noch kniffelig und gruselig, ich konnte den Blick nicht heben und musste alle meine Mentaltechniken anwenden. Aber es klappte. Waren doch Conny und ich das erste Mal auf einer derartigen Hochtour unterwegs und das gleich in einem Gelände, was sogar manchen hartgesottenen Bergsteiger frösteln lässt. Einige meiner Südtiroler Freunde waren selbst noch nicht auf ihrem höchsten *Spitz im Land Tirol*, ein Ansporn?

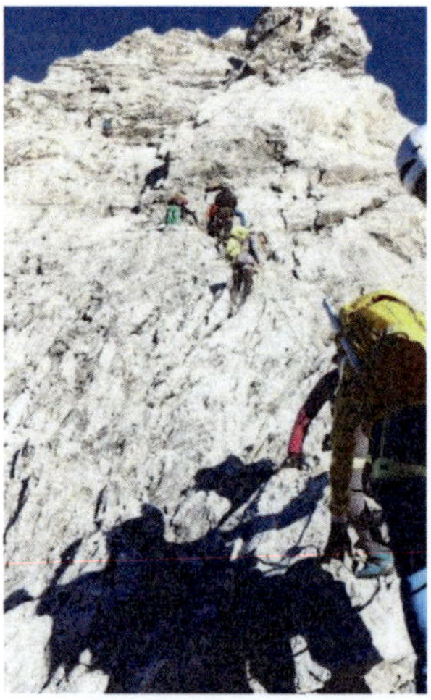

Über steile bis senkrechte, teils sehr ausgesetzte Grate ging es los, einer nach dem anderen. Schier unendlich. Die Hänge auf der Suldner Seite brechen bis zu zweitausend Meter ab. Ja nicht dran denken. Zum Zweifeln oder Grübeln gab es keine Zeit, die volle Konzentration war gefordert. Tritt für Tritt. Nicht ablenken lassen und der Blick war stets auf Romans Bergstiefel gerichtet, auf die nächste Griffmöglichkeit am Felsen, das Seil, die Sicherungen. Ich sah nicht mal die Biwakschachtel (das Lombardi-Biwak auf dem Tschirfeckfelsen) beim Aufstieg, erst als ich die Fotos danach betrachtete. Das Schmunzeln der anderen war mir sicher. Und dann war es vor mir: das *Wandl*. Eine Schlüsselstelle, 60 Meter hoch, eine mit Ketten versicherte Felswand, die es zu erklimmen galt. Tom hatte sich mit dem Kamerateam bereits in Position gebracht. Liebte er doch gerade diese kniffeligen Stellen zu filmen, denn authentisch sollte der Film werden. Jawohl, das wurde er auch. Meine erstaunten Blicke waren mir schon von weitem anzusehen, aber mit Roman und meinen Mädels im Rücken, schaffte ich auch diese Stelle. Und wenn es mit Schieben und Ziehen war, Hauptsache irgendwie hoch und weiter. Die Originaltöne, die über mein Mikrophon immer wieder aufgezeichnet wurden, werden die Tontechniker im Studio in lautes Gelächter versetzen. Da bin ich mir sicher, ganz bestimmt.

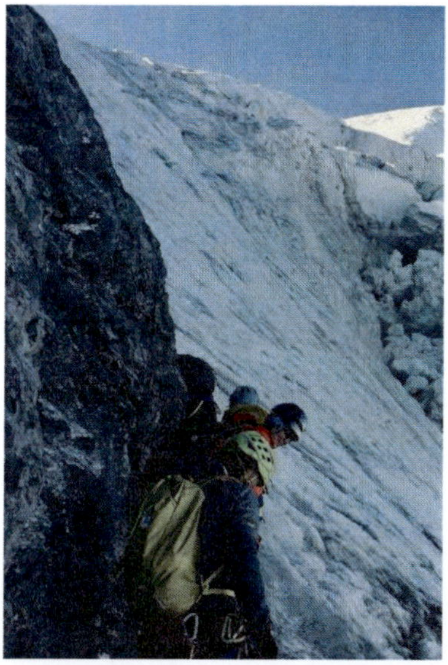

Aber noch nicht Schluss mit den Schlüsselstellen. Eine fast waagrechte Felsschneide eröffnete sich vor uns. Hier rüber? Nein, das darf nicht wahr sein. Mein Blick ja nicht in die Tiefe richten, sonst berechnet mein Gehirn den Weg dorthin und da wollte ich wahrhaftig nicht hin. Also wieder Kopf aus und Mut an. Ich folgte irgendwie Roman über die eingehauenen Eisentritte, zusätzlich gesichert über Schlingen und Karabiner, den wir in das Stahlseil einhakten. Unsere Seilschaft war durch, Gott sei Dank. Erleichtert ging es weiter und wir mussten unsere Steigeisen anlegen. Sehr lange hielt dieser Zustand der Erleichterung allerdings nicht an, denn alsbald türmte sich vor uns eine gefühlt senkrechte Eiswand auf. Nochmals ca. 50 Meter, aber diesmal klettern im Eis. Ich suchte vergeblich den Weg, den schmalen Pfad. Nein Petra, hier geht es rauf! Senkrecht, die Steigeisen haben ja schließlich vorne auch zwei Zacken. Zwei Zacken! Diese sollten mich an der Wand halten und aufwärts bringen? Ich musste allen erdenklich verfügbaren Mut aufbringen und los ging es. Zacken rein ins Eis, zusätzlich noch mit dem Eispickel sichern, zack, zack, zack. „Steht ihr gut und sicher?“ Ich hörte wohl nicht recht? Tom rief von oben, musste er doch noch die richtige Kameraeinstellung finden und Roman war mit dem Setzen einer Eisschraube beschäftigt. Conny und ich wussten nicht mehr, wie es uns geschah. Verharren in dieser Position? Vier Zacken und eine Pickelspitze, die uns in der Eiswand halten sollten? Endlich ging es weiter, bevor die Füße in den schweren, steigeisenfesten Bergstiefeln noch ärger verkrampften. Puhh, auch diese gruselige Stelle haben wir irgendwie geschafft.

Endlich das obere Ortlerplatt, die Gletscherschulter in Sicht. Jetzt wird's einfacher, dachte ich für mich. Von wegen, denn schon wieder lauerte Tom mit seiner Kamera auf uns, dass meistens die nächste kitzlige Stelle ankündigte. Wie wahr. Diesmal war es eine Gletscherspalte. Wie tief? Ich weiß es nicht, ich schaute nur hinüber zum anderen Rand. Mit meinem rechten Auge schielte ich kurz zum Abhang, oh nein, im freien Fall kommst da bestimmt direkt in Trafoi heraus, dachte ich.

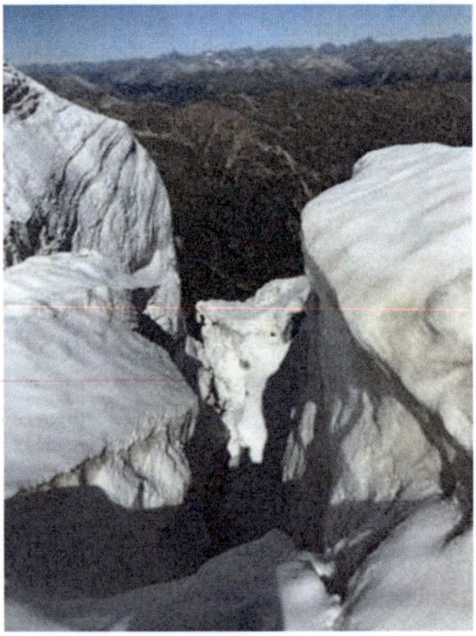

„Chica, wie soll ich da nur rüberkommen?“ Das Mikrophon zeichnete schön alles auf und die Kamera war auf mich gerichtet. Ich musste daran denken, wie ich als Kind über die kleinen Bächlein sprang, ob das hier wohl auch funktioniert? Ja klar, schwupps und ich war drüben, schön am gespannten Seil, das mich aufgefangen hätte. Mamma mia.

Von nun an ging es über Serpentinen den steilen Gletscher hinauf zum Gipfelgrat, das Kreuz in greifbarer Nähe. Schon jetzt hatte ich Tränen in den Augen, war emotional so auf diesen Moment fixiert, dort oben auf König Ortlers Gipfel zu stehen. Ich konnte es noch nicht fassen. Als unsere Seilschaft am Gipfelkreuz ankam, jubelten uns die Mädels entgegen. Wir umarmten uns, ich weinte vor Berührung und wir waren glücklich und dankbar, hier oben gemeinsam stehen zu können und es geschafft zu haben. Ein unvergesslicher Moment, der für mich in diesem Augenblick so unwirklich war. Im Team war uns der Höhenrausch, im wahrsten Sinne des Wortes, sicher:

Ein Cocktail aus Dopamin, Oxytocin und Endorphine strömte durch unsere Körper.

Endloses Gipfelglück:
*Auf dem Gipfel der Gefühle.
*Auf meinem ganz persönlichen Gipfel.
*Auf dem Gipfel von König Ortler, meinem Sehnsuchts-Berg.

Ein Gipfel gehört dir erst wenn du wieder unten bist. Denn vorher gehörst du ihm.

Hans Kammerlander

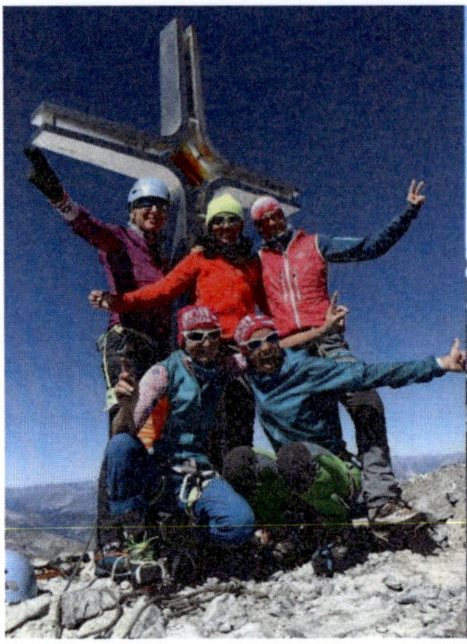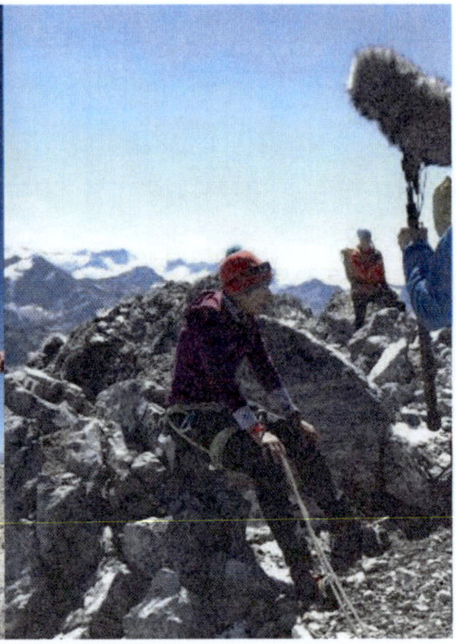

Und schon surrte auch wieder Toms Kamera. Ein Interview auf Südtirols höchstem Gipfel muss es schon sein. Roman lies mich nicht vom Seil, hatte mich stets gesichert. Wie beruhigend.

Den Ausblick genießen, innehalten, ein paar Energieriegel naschen und Roman vesperte seinen Südtiroler Speck samt Schokoladentafel. Und schon ging es langsam wieder an den Abstieg. Abstieg? Als ich daran dachte, spielte sich ein Kopfkino in mir ab, dass es schnell zu beruhigen galt. Volle Konzentration, denn der Abstieg war bei weitem noch schwieriger als der Aufstieg.

„Chica, was hast du mir da nur eingebrockt?“ Conny war nun vorne in der Seilschaft und grinste mich an. Wir waren die letzte Gruppe am Berg und Roman trieb mich immer wieder an: „geh‘“. Die Sorgenfalten waren in seinem sonnengebräunten Gesicht und hinter der Gletscherbrille nicht zu übersehen. Gleich dreimal klingelte sein Handy, wie weit seid ihr? „Der Mond scheint schon, gehen!“ Nein, ich lasse mich jetzt nicht hetzen, dachte ich. Aber zwischendurch kam mir der Gedanke, wenn alle Stricke reißen, dann rufe ich den Hubschrauber der Bergwacht. Nein, Gedanke löschen. Wir kommen da sicher und heil runter, egal wie. Ab und zu auf dem Hosenboden, was unserem Bergführer wahrhaftig nicht gefiel. Das Abseilen an der Eiswand und dem Wandl wurden dafür zu einer spaßigen Angelegenheit. „Wann kommt das Wandl?“ fragte ich und Conny meinte, da sind wir gerade runter. Oh nein, bin ich schon so im Unterzucker, dachte ich und musste lachen.

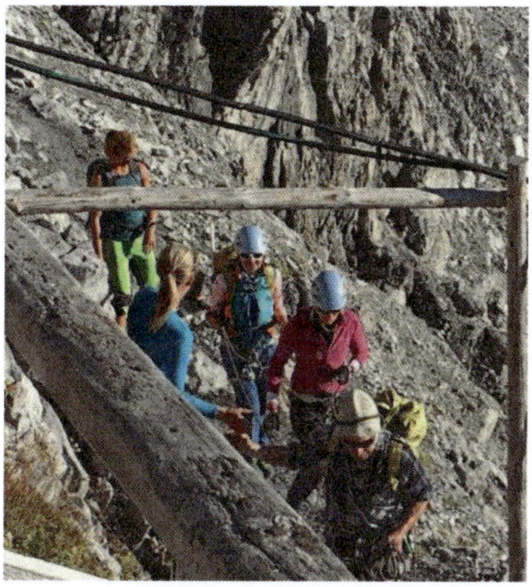

Auch wenn es Romans längste Bergtour auf den Ortler wurde, denn mit 12 Stunden haben wir alle seine Rekorde geschlagen, waren wir alle erleichtert, als wir Neeles Zurufe hörten. Sie war uns entgegengeklettert und wartete in der Nähe des Einstiegs auf uns. Gott sei Dank, wir sind alle wieder wohlbehalten auf der Payerhütte angekommen. Ich dankte dem lieben Gott und dem Universum mehrmals dafür. Mein Schutzengel hatte über uns alle seine schützenden Hände gehalten, wie wundervoll.

Ich konnte es noch immer nicht fassen, auch Tage danach nicht. Es hatte alles wie aus dem Bilderbuch

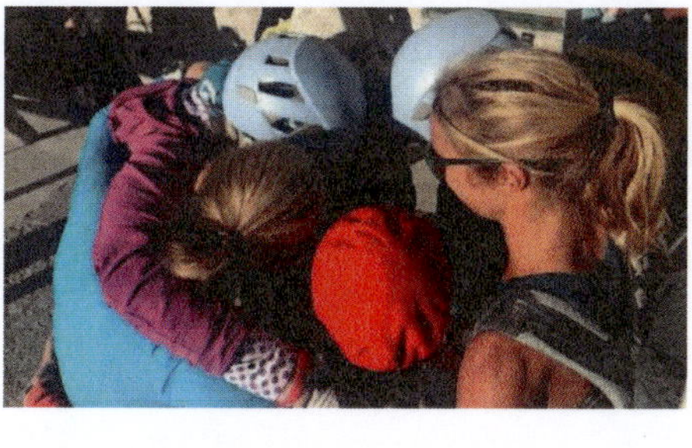

geklappt. Meine Wünsche an das Universum und meine Vision gingen in Erfüllung.

Der Berg, Sinnbild für das Leben. Ich hatte mir ein hohes Ziel gesteckt, im wahrsten Sinne des Wortes. Es wurde eine Tour nicht nur auf den Gipfel dieses gewaltigen Berges, sondern auf den Gipfel der Selbsterkenntnis: meiner inneren Kraftquelle, meiner Überzeugung und meines Willens.

Den größten Schatz gefunden zu haben, der in mir liegt, ist ein Geschenk, für das ich unendlich dankbar bin.

Wenn es einen Glauben gibt, der Berge versetzen kann, so ist es der Glaube an die eigene Kraft.

Marie von Ebner-Eschenbach

Visualisiere dir deine Wünsche, deine Visionen, glaube an dich und deine innere Stärke und g*o for it*! Halte dir stets dein Ziel vor Augen und gehe deinen Weg, es ist ganz alleine nur dein Weg. Egal, welche Überraschung uns das Leben noch bereithält, mache stets das Beste daraus – komme, was da wolle!

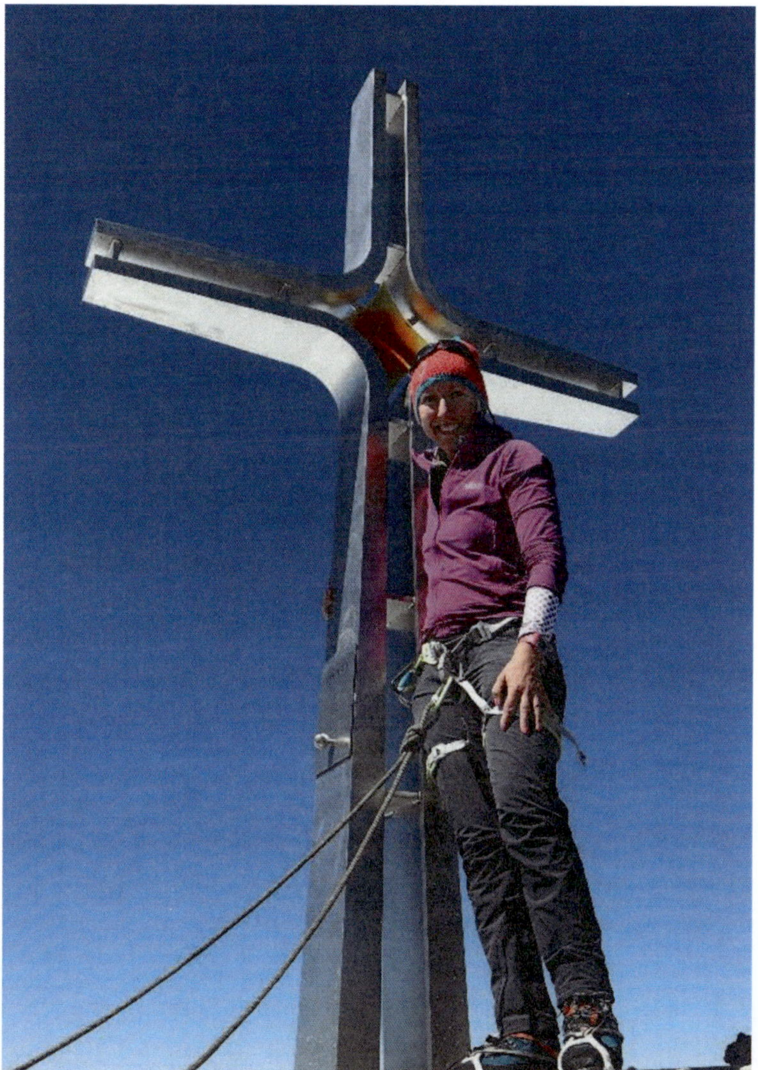

Eine neue Brust muss her, bloß woher?

„Frau Vollmer, Bauch oder Keule? ...–... Bauch!“ Meine zwei Helden in Weiß grinsten mich schelmisch an. Meine Strategie ging also auf, hatte ich mir die letzten Monate doch ein kleines, feines Bäuchlein zugelegt. Mein Geheimrezept: Mamas schwäbische Spätzle und leckere italienische Pasta. Ok, *Bauch* wäre übertrieben, aber nun war klar, woher das körpereigene Weichteilgewebe für die Rekonstruktion genommen werden sollte. Unglaublich, was die Medizin heutzutage für Möglichkeiten hat!

Eine Woche mit Voruntersuchung, MRT und fürsorglichen Aufklärungsgesprächen lag hinter mir. Meine täglichen Meditationen und Zeiten der inneren Einkehr wurden fast zum Marathon, musste ich die Emotionen und den Gedankenstrom doch gehörig zähmen. Auch ein bisschen Angst zu haben, hatte ich zugelassen. Wind und Wetter hielten mich nicht von meinen Spaziergängen ab, egal, Hauptsache raus in die Natur. Wie gut ich mich dabei fühlte!

Mein letzter großer Berg galt es nun zu erklimmen: die große Operation stand vor der Tür, der Schlussspurt meines ganz persönlichen Projektes. Eine größere Hausnummer wie bisher, aber ich bin ja schließlich *Frau Ortler*, wie mich Helen nannte.

11.10.2019, Tübingen.

The early bird: Meine liebe Freundin Karin holte mich um 5.45 Uhr zuhause ab, die Frauenklinik Tübingen war unser Ziel. Überpünktlich kamen wir an und meine Docs warteten schon auf mich. Es ging mal wieder im rollenden Bett durch die Krankenhaus-Flure gleich runter in den OP. War ich froh, es ging los. Geschäftiges Treiben rings um mich herum, wie spannend. Aber wollte ich tatsächlich alles mitbekommen? Nicht wirklich. Also musste der Gedankensinn schnellstens besetzt werden und schon wieder war ich am Meditieren. „Petra beame dich runter“, dachte ich. Den Rest übernahm mein freundlicher Anästhesiearzt. Er legte mir liebevoll sein Handy neben mein Ohr, ein deutscher Schlager ertönte, *der Junge mit der Mundharmonika,* ich konnte nicht mal mehr bis Takt drei folgen. Weg war ich, im Nirwana.

8.29 – 11.36 Uhr, Operation.

Ich wachte mit einem überraschten Gesichtsausdruck in der Intensivstation auf, „wie, schon alles vorbei?“, fragte ich verdutzt die Krankenschwester. Hatte ich doch schön das ganze Spektakel verschlafen. Besser so!

Ich war schnell wieder putzmunter, so wie es nach einer dreistündigen OP eben möglich war und fragte die Schwester nach einem Klemmboard, Papier und Kugelschreiber. Fragende Blicke, aber ich brennte so darauf, mein Abschlusskapitel zu schreiben, solange die anderen Patientinnen neben mir schliefen.

Mit einer tiefen Dankbarkeit und innerer Zufriedenheit notierte ich Zeile um Zeile. Mein Stolz, das Glück und die Freude, wieder eine zweite Brust zu haben, sah man mir schon von 10 m Entfernung an. Bauch weg, Brust wieder da, wie praktisch. Obwohl ich wahrhaftig keinen Bauch hatte, aber die Bauchstraffung bekam ich dennoch inklusive! Meine Helden in Weiß hatten einen super Job gemacht und ich wurde fürsorglich von allen Ärztinnen und Ärzten, Pflegerinnen und Pflegern, Physiotherapeutinnen und dem restlichen Klinikpersonal behandelt. „Frau Vollmer, sie sind ein Phänomen!“, die junge Ärztin lächelte mir lieb zu. Ach wie gut das tat! Ich rollerte bald schon durch die Intensivstation, nur diesmal nicht mit der Vespa, nein, mit meinem eigenen *Ferrari-Rollator*.

Meinen Freudentränen nahe, war für mich mein Check-in ins zweite Leben vollzogen. Die kleine Verschönerungs-OP in einem Jahr ist dann nur noch die Kür.

Noch weitere fünf Tage auf der Station Gyn 1, Suite 117, all inclusive. Die Schwestern wunderten sich über nichts mehr, war mein Bett tagsüber doch überwiegend leer. Ich nutzte lieber die warmen herbstlichen Temperaturen und die Sonnenstrahlen auf dem Balkon. Die Besuche meiner lieben Freundinnen, Freunde, Vespistis und meinen Eltern, waren eine Wohltat. Ich schäkerte zu gerne mit meinen Helden in Weiß und so verging die Woche wie im Fluge. Hätte ich es doch noch ein, zwei weitere Tage ausgehalten, freute ich mich dennoch wieder zuhause im vertrauten Heim sein zu dürfen.

Die Fertigstellung meines Buches wartete schließlich auf mich.

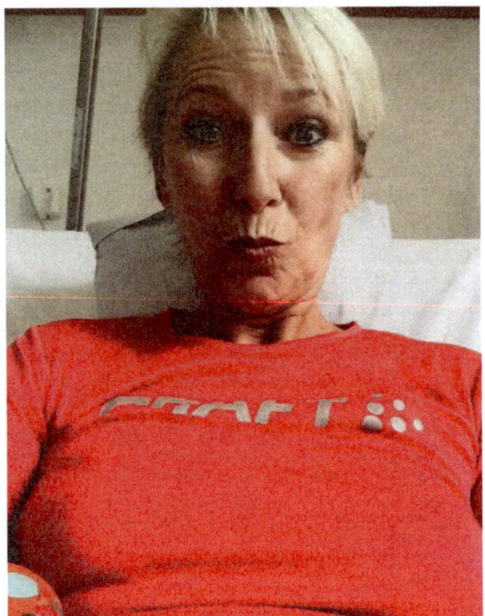

Ein emotionales und sehr bewegendes Kapitel meines Lebensbuches würde bald zugeschlagen werden, damit sich neue spannende Kapitel mit neuen Herausforderungen öffnen. Die Geschichten werden anders sein als bisher, das ist sicher. Mit tiefer Dankbarkeit blicke ich zuversichtlich in mein neues zweites Leben und freue mich darauf, was kommen wird!

Meine liebe Überheldin, mein lieber Überheld,

mein größter Wunsch an dich: Warte nicht darauf, deinem Herzenswunsch zu folgen, die Reißleine im Job, in Krisen oder blöden Quarksituationen zu ziehen, bevor der Leidensdruck zu hoch wird. Riskiere nicht deine Gesundheit, denke an die fürsorgliche Pflege deines Achtsamkeits-Pflänzchens und sollte dir der Gegenwind einmal gehörig ins Gesicht blasen, wende dich der Sonne zu und auf einmal hast du Rückenwind, der dich stärken wird.

Gehe deinen ganz persönlichen Weg, beginne noch heute damit. Habe den Mut für Veränderungen, gehe raus aus deiner Komfortzone, schärfe deine Idee, deine funkelnde Vision und komme ins Tun. Das Leben bietet so viel Schönes für dich!

Deine

Zusammenfassung: Kapitel 5

Es gibt keinen Grund dafür, nicht seinem Herzen zu folgen!

Steve Jobs

Tipps wie du dich selbst verwirklichst:

- Fokussiere dich auf deine Ziele und fange heute mit dem ersten Schritt an!
- Sei öfters Pippi Langstrumpf: „Ich mach mir die Welt, wie sie mir gefällt."
- Sei mutig und entschlossen.
- Gehe deinen ganz persönlichen Weg und lass dich nicht davon abbringen.
- Glaube an dich und deine innere Kraft.
- Warte nicht, bis es zu spät ist!

*****

ÜBER MICH

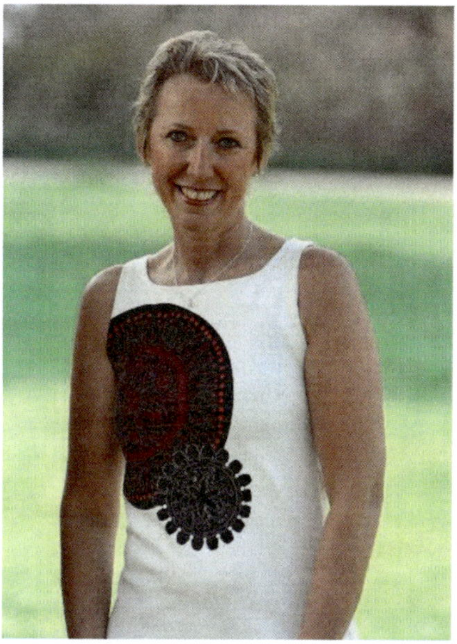

Als Business & Life Coach NLP, Team- und Sportmentalcoach, Teamchefin von Girlsbikeaction sowie lizenzierter Body-CROSS Fitnesstrainerin, verbinde ich meine sportliche (Froh-)Natur und positive Lebenseinstellung nicht nur mit Aktivitäten wie die Veranstaltung von Frauen(bike)-Camps, Mut-Seminaren und Einzelcoachings, sondern auch Teambuildings in der Businesswelt. Auch meine Tätigkeit als IHK-Dozentin bereitet mir viel Freude, insbesondere die angehenden IHK-Betriebswirte bei ihrem beruflichen Werdegang zu unterstützen.

Bei meinem weiteren Standbein als Dipl. Sparkassen-Betriebswirtin habe ich mehrjährige Erfahrung als Führungskraft im Bankwesen und in der Industrie, hauptsächlich im Bereich Internationales Geschäft, Finanz- und Rechnungswesen sowie Konzernfinanzwesen. Meine Tätigkeit als Referentin Dokumentation Handels-/Exportfinanzierung (Senior Professional), die beruflichen Auslandsaufenthalte in England und USA und der tägliche Umgang mit internationalen Kunden verleihen mir den Blick über den Tellerrand hinaus. Eine Bandbreite, die mich die vergangenen Jahre prägte, entwickelte und zu dem reifen lies, was ich heute bin – und dafür bin ich unendlich dankbar!

Bewegende Momente…

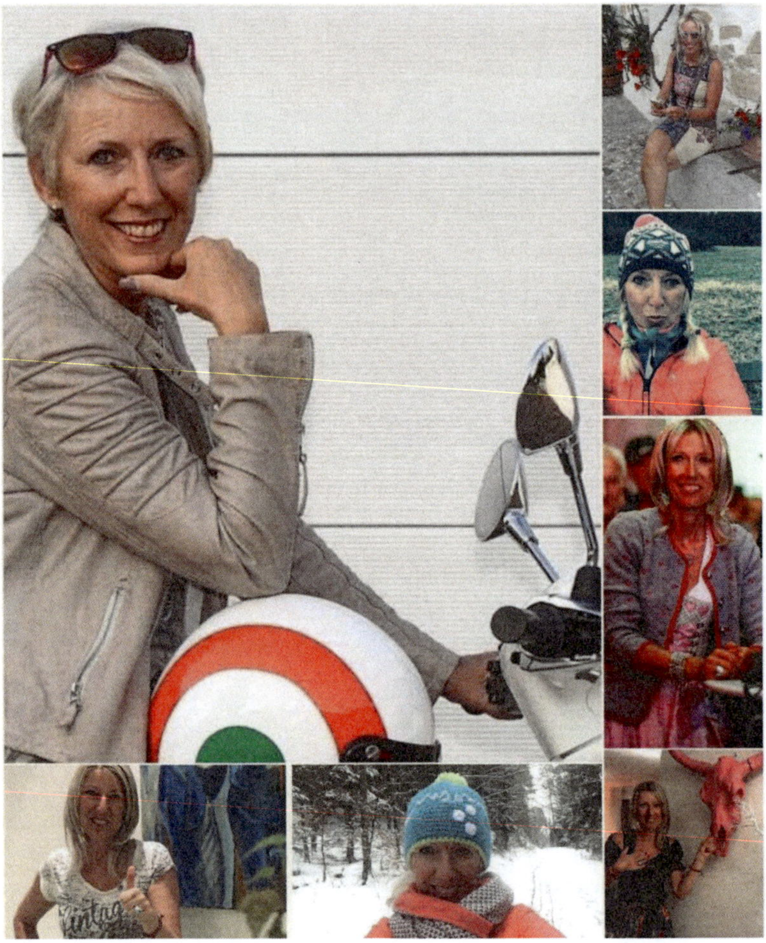

Mein Weg mit Malen durch die Therapie

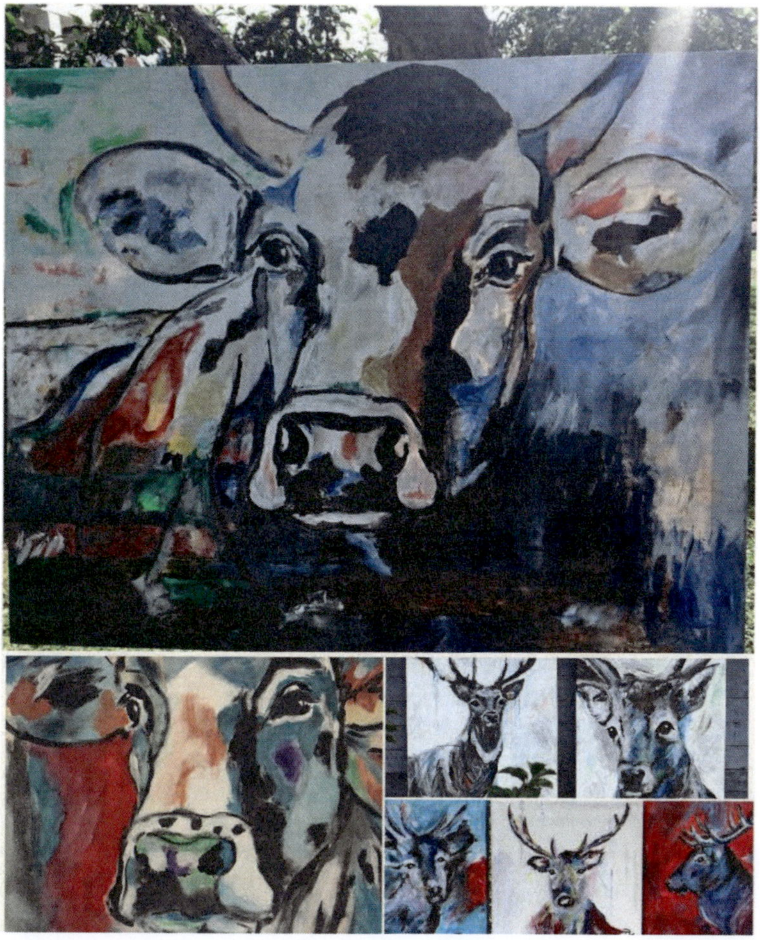

alpen|arts by petra vollmer

FINISHER – HERZLICHEN DANK AN MEINE TREUEN HELFERLEIN

AlpinschuleFeelTheMountains*Alex*Annabel*AndreaPf.*AndreaR.*Andy*Annabel*Anni*Bianca*Conny*Corina*Denis*Doris*Doro*DocGrischke*DocHahn*DocHeim*DocHofmann*DocMarx*Erika*Ernst*Eva*Evelyn*Florian*Frank*Gabi*Gerd*Helen*Horst*Ilse*Iris*Isa*JuliaF.*Julie*KarinF.*KarinH.*Katja*Kurt*MädelsvonMammaLIFE*Manu*ManuelaB.(R.I.P.)*Mama*Marita*Meike*MeinBruder*Neele*MädelsvonGirlsbikeaction*Melania*Micha*Miri*Olli*Panja*Papa*Pia(R.I.P.)*Roman*Renate*SabineH.*SabineW.*Samantha*Sarah*Selda*Simone*Steffi*Stephan*SuziR.*SusiS.*TeamAmbulanzFrauenklinik,Marienhospital*TeamCocktailBar,Marienhospital*TeamGyn1Frauenklinik,UniklinikTübingen*TeamIntensivFrauenklinik,UniklinikTübingen*TeamM4Frauenklinik,Marienhospital*TeamDocMegnin*TeamDocRühle*TeamDocSchlecht*TeamM.Richter*TeamSedlmayr*Tina*Tommy*Toni*VespistisBöblingen*WolfgangH.*WolfgangR.*Yelena*undALLEdieanmichdachten*

ANHANG

Dein Achtsamkeits-Pflänzchen (Kopiervorlage)

Notiere dir deine persönlichen Routinen und Rituale, die du ab heute für dich umsetzt (z.B. pro Blatt ein Schlagwort oder Slogan) und klebe dir deine Lebensblüte an einen Platz, an dem du sie ständig siehst.

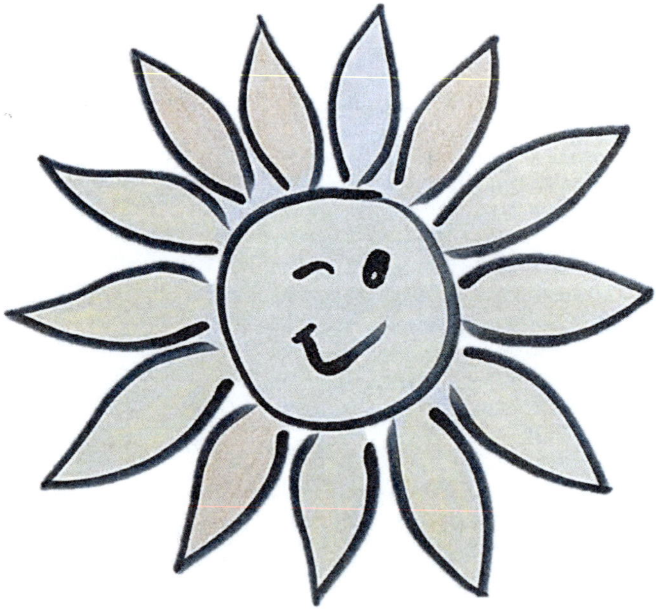

Liebe Zuschriften nach der Ortler-Besteigung

*Liebe Petra,
was für ein Weg der dich gerufen hat... Lass in dir zu einem Weg der Kraft, Zuversicht und innerlicher Berührung und Begegnung werden! Ein Juwel, was du immer wieder herholen kannst und daraus neu entstehst. So schön, dass dir das gelungen ist und so schön, dass du so viel helfende Seelen dabeihattest.*

Emotionen pur! Gänsehaut, Lachen und ganz viele Tränen! Ich fühle so mit. Danke, dass du uns bei diesem hoch emotionalen Weg auf den Ortler mitgenommen hast. Den Weg da hoch und runter zu gehen ist eine mega Mut-Leistung und dich dabei schonungslos Filmen zu lassen braucht noch mehr Mut. Was für eine Leistung! Meinen größten Respekt!

*Hallo Petra,
ich habe mir gestern diese tolle Reportage angesehen und hatte Tränen in den Augen. Ich finde es so toll von dir (und dem gesamten Team) und du hast meinen vollsten Respekt, einfach klasse. ...Ich bewundere deinen Mut, kann die Gefühle die da in einem hochkommen -leider nur fast – mit dir spüren aber sehr gut nachempfinden. Es wäre auch immer mal mein Traum...*

Sei lieb gegrüßt und ich wünsche dir weiterhin alles Gute, bleibe weiterhin so ein positiver Mensch, danke für diese schönen Momente.

Wir kennen uns zwar nicht aber ich musste dir einfach mal schreiben.

VERZEICHNIS DER ÜBUNGEN UND TIPPS

BÜCHER

Bihlmaier, S. (2013). Tomatenrot + Drachengrün. Weil der Stadt, Hädecke.

Budwig, J. Stiftung (2017). Die original Öl-Eiweiss-Kost. München, Knaur.

Byrne, R. (2007). The Secret. München, Goldmann Arkana.

Chopra, D., Tanzi, R. E. (2017). Super-Gene. Stuttgart, Nymphenburger.

Coy, J. F., Franz, M. (2009). Die neue Anti-Krebs Ernährung. München, Gräfe und Unzer.

Dahlke, R. (2011). Peace Food. München, Gräfe und Unzer.

Eberspächer, H. (2004). Gut sein wenn's drauf ankommt. München, Wien, Hanser.

Esch, T. (2018). Der Selbstheilungscode. München, Goldmann.

Hartmann, A. (2015). Mit dem Elefant durch die Wand. Ariston.

Loehr, J. E. (1988). Mental-Training. München, BLV.

Loehr, J. E. (1994). Die neue Mentale Stärke. München, BLV.

Maly, W. (2012). Die Maly Meditation. München, Knaur.

Müssig, P. (2010). Erfolg ist Kopfsache. Stuttgart, Pietsch.

Sterzenbach, K. (2016). Be Younique. München, Knaur.

Weaver, L. (2017). Das Rushing Woman Syndrom. Stuttgart, Trias.

REGISTER

SERVICE

Coaching

petra | vollmer
mentalcoaching

Erfrischend anders. Mental stark. Gewusst wie.

Einzelcoaching | Impulsvorträge | Workshops | Teambuilding | Women Special

---

Wellfeeling-Retreat

Wellfeeling-Retreat
by petra | vollmer

Von Vollgas auf Schongang.

Finde dein inneres Gleichgewicht und Wohlgefühl in meinen Wellfeeling-Retreats, abseits des Alltags, in der kraftspendenden Natur, in Bewegung, mit Mental- und Trainingstechniken für deine Entschleunigung und Einzigartigkeit.

Personal Training

Mental stark und fit durch die Therapie.

Dein Weg zu Kraft und innerem Gleichgewicht. Als Personal Trainer und Mentalcoach begleite und motiviere ich dich auf deinem Weg.

Anfragen, Termine und weitere Informationen unter:

www.petravollmer.com

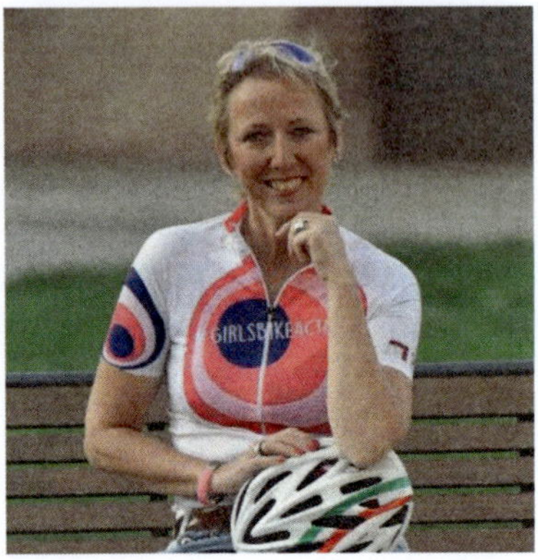

Petra Vollmer, geboren 1967, lebt im Nordschwarzwald, ist Bankerin, Trainerin und Coach sowie Unternehmerin. Im Rahmen ihres Women special organisiert sie Frauen(bike)-Camps, gibt Mut-Seminare, Einzelcoachings und Teambuildings in der Businesswelt. Ihre Führungs- und Lebenserfahrung sowie ihre Frohnatur macht sie authentisch, charmant motivierend und lebensfroh.